97 Recetas de Comidas Y Jugos Para Incrementar Su Energía Y Sentirse Genial:

Elimine La Fatiga Y Energía Baja Durante El Día

Por

Joe Correa CSN

DERECHOS DE AUTOR

Esta publicación está diseñada para proveer información precisa y autoritaria respecto al tema en cuestión. Es vendido con el entendimiento de que ni el autor ni el editor están envueltos en brindar consejo médico. Si éste fuese necesario, consultar con un doctor. Este libro es considerado una guía y no debería ser utilizado en ninguna forma perjudicial para su salud. Consulte con un médico antes de iniciar este plan nutricional para asegurarse que sea correcto para usted.

RECONOCIMIENTOS

Este libro está dedicado a mis amigos y familiares que han tenido una leve o grave enfermedad, para que puedan encontrar una solución y hacer los cambios necesarios en su vida.

97 Recetas de Comidas Y Jugos Para Incrementar Su Energía Y Sentirse Genial:

Elimine La Fatiga Y Energía Baja Durante El Día

Por

Joe Correa CSN

CONTENIDOS

ACERCA DEL AUTOR

Luego de años de investigación, honestamente creo en los efectos positivos que una nutrición apropiada puede tener en el cuerpo y la mente. Mi conocimiento y experiencia me han ayudado a vivir más saludablemente a lo largo de los años y los cuales he compartido con familia y amigos. Cuanto más sepa acerca de comer y beber saludable, más pronto querrá cambiar su vida y sus hábitos alimenticios.

La nutrición es una parte clave en el proceso de estar saludable y vivir más, así que empiece ahora. El primer paso es el más importante y el más significativo.

INTRODUCCIÓN

97 Recetas de Comidas Y Jugos Para Incrementar Su Energía Y Sentirse Genial: Elimine La Fatiga Y Energía Baja Durante El Día

Por Joe Correa CSN

Los doctores concuerdan en que las frutas y vegetales frescos son la opción número uno para impulsar su energía y evita ese sentimiento constante de estar cansado. Otros alimentos que deberían estar en su menú diario son los frutos secos, semillas, pan de trigo integral, té herbal, chocolate negro y cardamomo.

La forma más rápida de curar esta condición es a través de los jugos. Esta forma extremadamente popular de obtener grandes cantidades de vitaminas y minerales, puede tener beneficios de salud compuestos. La mayoría de las personas simplemente no tienen tiempo para comer suficientes frutas y verduras a través del día, lo que los deja sin los nutrientes necesarios que el cuerpo necesita, lo que podría causar un sistema inmune debilitado. Además, la mayoría de los vegetales saben mejor cuando se los combina con frutas, hierbas y especias. Pero la mejor parte de los jugos es que puede obtener todo esto sin perder tiempo, y puede depender de los jugos como su única fuente de vitaminas y minerales para el día.

La comida es vida, nuestra principal fuente de energía y nuestra fuerza motora. No tiene que ser un experto para entender que debemos comer para sobrevivir. Los nutrientes que consumimos a través de la comida suministran energía a nuestro cuerpo y nos dan la fortaleza para llevar a cabo las tareas diarias.

Esta colección de recetas de comidas y jugos sabrosos le ayudara a tener más energía durante el día. Pruebe todas las recetas en este libro y decida cuál es su favorita.

97 RECETAS DE COMIDAS Y JUGOS PARA INCREMENTAR SU ENERGÍA Y SENTIRSE GENIAL: ELIMINE LA FATIGA Y ENERGÍA BAJA DURANTE EL DÍA

COMIDAS

1. Estofado de Porotos y Ternera

Ingredientes:

1 libra de carne magra, en trozos del tamaño de un bocado

1 libra de porotos

1 taza de tomates, en trozos pequeños

1 papa grande, sin piel y en cubos

1 pimiento amarillo grande, en trozos

1 cebolla pequeña, picada

2 dientes de ajo, aplastados

3 cucharadas de aceite de oliva

1 cucharadita de tomillo seco, molido

4 tazas de caldo de pollo

½ cucharadita de Sal Himalaya rosa

½ cucharadita de pimienta negra, molida

Preparación:

Lavar la carne bajo agua fría y secarla con papel de cocina. Trozar en piezas pequeñas y dejar a un lado.

Precalentar el aceite en una olla grande a fuego medio/alto. Añadir el ajo y cebolla y cocinar por 3 minutos. Agregar la carne y cocinar por 10 minutos, hasta que dore. Reducir el fuego al mínimo y verter 1 taza de caldo. Revolver ocasionalmente.

Lavar y preparar los vegetales. Añadir la papa, tomates y pimientos. Cocinar por 10 minutos y sazonar con tomillo, sal y pimienta. Agregar el caldo restante y revolver. Cocinar por 30 minutos. Remover del fuego y servir caliente.

Información nutricional por porción: Kcal: 322, Proteínas: 24.4g, Carbohidratos: 37.2g, Grasas: 8.8g

2.   Espárragos con Salsa Holandesa

Ingredientes:

2 libras de espárragos silvestres, recortados y en trozos

2 cebollas grandes, en rodajas

2 yemas de huevo grandes, batidos

2 cucharadas de manteca, derretida

4 dientes de ajo, aplastados

3 cucharadas de aceite de oliva

2 cucharadas de jugo de limón recién exprimido

½ cucharadita de sal

¼ cucharadita de pimienta negra

Preparación:

Lavar los espárragos bajo agua fría y recortar las ramas. Trozar y dejar a un lado.

En un tazón mediano, combinar la manteca derretida, yemas de huevo, jugo de limón, sal y pimienta. Revolver bien para combinar y dejar a un lado.

Precalentar el aceite en una cacerola grande a fuego medio/alto. Añadir las cebollas y ajo y cocinar por 3-4 minutos. Agregar los espárragos y mezclar. Añadir 4 cucharadas de agua y cocinar por 6-8 minutos. Remover del fuego y transferir a platos. Reservar la cacerola.

Verter la mezcla de salsa y cocinar por 2 minutos a fuego mínimo, revolviendo constantemente.

Rociar los espárragos con la salsa y servir.

Información nutricional por porción: Kcal: 143, Proteínas: 4.3g, Carbohidratos: 9.9g, Grasas: 10.8g

3.   Batido de Frutos Secos y Banana

Ingredientes:

1 cucharada de almendras

1 cucharada de nueces

1 cucharada de anacardos

1 yema de huevo grande

1 banana grande, en trozos

1 taza yogurt de almendra

1 cucharadita de extracto de vainilla

1 cucharada de miel

Preparación:

Combinar los ingredientes en una procesadora y pulsar hasta que esté suave. Transferir a vasos y refrigerar por 20 minutos antes de servir.

Información nutricional por porción: Kcal: 214, Proteínas: 11.2g, Carbohidratos: 33.8g, Grasas: 9.7g

4.   Ensalada de Palta y Ananá

Ingredientes:

1 taza de trozos de palta

1 taza de trozos de ananá

1 taza de sandía

1 taza de crema agria

1 taza de espinaca, en trozos pequeños

1 cucharada de miel

1 cucharadita de extracto de vainilla

1 cucharada de semillas de linaza

Preparación:

En un tazón mediano, combinar la crema agria, miel, extracto de vainilla y semillas de linaza. Revolver y dejar a un lado.

Lavar y preparar los vegetales.

Pelar la palta y ananá y cortarlos por la mitad. Remover el carozo de la palta y trozarla junto con el ananá. Llevar a un tazón de ensalada grande y dejar a un lado.

Cortar un gajo de sandía grande y pelarlo. Trozar y remover las semillas. Añadirlo al tazón con las otras frutas.

Lavar la espinaca bien bajo agua fría y trozarla. Añadirla al tazón con el resto.

Verter la mezcla de crema agria sobre las frutas y vegetales y sacudir para combinar.

Refrigerar por 15 minutos antes de servir.

Información nutricional por porción: Kcal: 346, Proteínas: 4.7g, Carbohidratos: 25.5g, Grasas: 26.5g

5.   Chuletas de Cordero Jugosas

Ingredientes:

1 libra de chuletas de cordero

2 pimientos rojos medianos, en trozos

1 cebolla pequeña, en rodajas

1 taza de batatas, en cubos

4 dientes de ajo, picados

1 cucharadita de sal

1 cucharadita de tomillo seco, molido

1 cucharadita de pimienta cayena, molida

3 tazas de caldo de hueso

2 cucharadas de aceite

1 cucharada de manteca, derretida

Preparación:

Precalentar el horno a 325°.

Lavar la carne bajo agua fría y secar con papel de cocina.

Frotar la carne con sal y dejar a un lado.

Precalentar el aceite en una sartén antiadherente grande a fuego medio/alto. Añadir los trozos de carne y cocinar por 5 minutos de cada lado. Remover del fuego y dejar a un lado.

Derretir la manteca en un microondas y cepillar una fuente de hornear grande. Poner la carne en el medio y cubrir con los vegetales. Verter el caldo y sazonar con tomillo, pimienta cayena, ajo, sal y pimienta.

Llevar al horno por 1 hora. Remover y servir caliente.

Información nutricional por porción: Kcal: 268, Proteínas: 24.8g, Carbohidratos: 12.5g, Grasas: 12.9g

6.   Sopa de Espinaca y Cebolla

Ingredientes:

1 libra de espinaca, en trozos pequeños

4 dientes de ajo, aplastados

3 tazas de caldo vegetal

1 cebolla pequeña, en trozos

1 taza de crema agria

2 cucharadas de manteca

½ cucharadita de sal

¼ cucharadita de pimienta negra, molida

Preparación:

Lavar la espinaca bajo agua fría. Trozarla en piezas pequeñas y dejar a un lado.

Derretir la manteca en una olla grande a fuego medio/alto. Añadir la cebolla y ajo y freír hasta que trasluzca. Verter el caldo vegetal y agregar la espinaca. Sazonar con sal y pimienta a gusto, y hervir. Reducir el fuego al mínimo y cocinar 15 minutos más.

Añadir la crema agria y cocinar hasta que se caliente. Remover del fuego y servir caliente.

Información nutricional por porción: Kcal: 160, Proteínas: 6.1g, Carbohidratos: 6.6g, Grasas: 12.9g

7.   Paté de Pavo y Azafrán

Ingredientes:

2 libras de pechugas de pavo, sin piel ni hueso

1 taza de caldo de pollo

¼ cucharadita de azafrán

1 cucharadita de sal

1 cucharada de Mostaza de Dijon

2 cucharadas de aceite de oliva

Preparación:

Lavar las pechugas bajo agua fría y secar con papel de cocina. Cortar en trozos pequeños y dejar a un lado.

Precalentar el aceite en una sartén antiadherente grande a fuego medio/alto. Añadir la carne y rociar con sal. Cocinar por 5 minutos revolviendo ocasionalmente.

Agregar el caldo de pollo y añadir la mostaza y azafrán. Hervir y reducir el fuego al mínimo. Cocinar por 3 minutos y remover del fuego. Dejar enfriar completamente.

Transferir a una procesadora y pulsar hasta que esté hecho

puré. Servir con rebanadas de pan de trigo integral.

Información nutricional por porción: Kcal: 268, Proteínas: 24.8g, Carbohidratos: 12.5g, Grasas: 12.9g

8.   Quínoa con Vegetales

Ingredientes:

2 tazas de quínoa, pre cocida

1 pimiento rojo grande, en trozos

2 zanahorias grandes, en rodajas

2 cucharadas de perejil fresco, picado fino

1 cucharadita de sal

1 taza de batatas, en cubos

1 tomate grande, en cubos

3 cucharadas de aceite de oliva

1 cucharadita de pimienta cayena, molida

1 taza de caldo de pollo

Preparación:

Poner la quínoa en una olla profunda y añadir 4 tazas de agua. Hervir y reducir el fuego al mínimo. Cocinar por 15 minutos, revolviendo ocasionalmente. Remover del fuego y dejar a un lado.

Precalentar el aceite en una sartén antiadherente grande a fuego medio/alto. Añadir las zanahorias y papas, y rociar con una pizca de sal. Cocinar por 5 minutos y agregar el caldo de pollo. Hervir y añadir el tomate. Cocinar por 1 minuto y agregar la quínoa. Rociar con perejil, pimienta cayena y sal. Revolver bien y cocinar por 5 minutos más. Si lo quiere más jugoso, añadir ½ taza de caldo y cocinar por 5 minutos más.

Remover del fuego y servir caliente.

Información nutricional por porción: Kcal: 393, Proteínas: 11.9g, Carbohidratos: 58.5g, Grasas: 13g

9.   Omelette de Salmón Cremoso

Ingredientes:

1 libra de filetes de salmón, en trozos del tamaño de un bocado

4 huevos grandes, batidos

1 cebolla grande, en trozos

2 cucharadas de aceite de oliva

1 cucharadita de romero fresco, picado fino

½ taza de Yogurt griego

1 diente de ajo, aplastado

1 cucharadita de vinagre de sidra de manzana

2 cucharadas de perejil fresco, picado

1 cucharadita de sal marina

Preparación:

Lavar los filetes bajo agua fría y secar con papel de cocina. Trozar, rociar con sal y dejar a un lado.

En un tazón mediano, combinar el yogurt, ajo, vinagre y

perejil. Revolver bien para combinar y dejar a un lado.

Precalentar el aceite en una sartén grande a fuego medio/alto. Añadir las cebollas y freír por 3-4 minutos. Agregar la carne y cocinar por 3 minutos, revolviendo ocasionalmente. Verter la mezcla de huevos y cocinar por 4 minutos, o hasta que estén listos. Remover del fuego.

Verter la mezcla de crema agria en una mitad del Omelette y doblarlo. Servir inmediatamente.

Información nutricional por porción: Kcal: 323, Proteínas: 31.9g, Carbohidratos: 5.7g, Grasas: 19.7g

10. Pollo Basmati

Ingredientes:

1 libra de filetes de pollo, en trozos del tamaño de un bocado

1 taza de arroz basmati, pre cocido

1 pimiento rojo grande, en trozos

1 cucharadita de cúrcuma, molida

1 cucharadita de sal

1 cucharada de perejil fresco, picado fino

¼ cucharadita de pimienta negra, molida

1 ½ taza de caldo de pollo

2 cucharadas de aceite de oliva

Preparación:

Lavar la carne bajo agua fría y secar con papel de cocina. Trozar y dejar a un lado.

Poner el arroz en una olla profunda y añadir 3 tazas de agua. Hervir y reducir el fuego al mínimo. Cocinar por 15 minutos y remover del fuego.

Calentar el aceite en una sartén grande a fuego medio/alto. Añadir los trozos de pollo y cocinar por 3 minutos, revolviendo ocasionalmente. Agregar los pimientos y verter el caldo. Rociar con perejil y pimienta. Revolver y hervir.

Agregar el arroz y reducir el fuego al mínimo. Rociar con cúrcuma y revolver. Cocinar por 1-2 minutos y remover del fuego.

Servir caliente.

Información nutricional por porción: Kcal: 377, Proteínas: 30.6g, Carbohidratos: 32.1g, Grasas: 13.1g

11.   Batido de Naranja y Jengibre

Ingredientes:

2 naranjas grandes, sin piel y en gajos

1 manzana verde grande, sin centro y en trozos

2 duraznos grandes, sin carozo y en trozos

½ taza de leche descremada

1 cucharada de miel

¼ cucharadita de jengibre, molido

Preparación:

Lavar la manzana y remover el centro. Trozar y dejar a un lado.

Lavar los duraznos y cortarlos por la mitad. Remover el carozo y trozar.

Pelar las naranjas y dividirlas en gajos. Dejar a un lado.

Combinar las naranjas, manzanas, duraznos, leche, miel y jengibre en una procesadora. Pulsar hasta que esté suave y cremoso. Transferir a vasos y añadir cubos de hielo antes de servir.

Información nutricional por porción: Kcal: 129, Proteínas: 2.7g, Carbohidratos: 31.4g, Grasas: 0.4g

12.   Sopa de Pimientos

Ingredientes:

1 pimiento rojo grande

1 pimiento amarillo grande

1 pimiento verde grande

2 tazas de caldo vegetal

1 taza de tomates, en cubos

1 zanahoria grande, en trozos

1 taza de brócoli, en trozos

1 cucharadita de sal

¼ cucharadita de pimienta negra, molida

4 cucharadas de salsa de tomate

Preparación:

Lavar los pimientos y cortarlos por la mitad. Remover las semillas y cortar en piezas pequeñas. Lavar el brócoli y trozarlo. Lavar la zanahoria y cortarla en rodajas finas.

Combinar todos los vegetales en una olla profunda.

Sazonar con sal y pimienta y verter el caldo vegetal. Hervir y reducir el fuego al mínimo. Añadir la salsa de tomate y cocinar por 30 minutos.

Remover del fuego y servir caliente.

Información nutricional por porción: Kcal: 75, Proteínas: 4.7g, Carbohidratos: 13.1g, Grasas: 1.1g

13.   Pasta Ziti Cremosa

Ingredientes:

1 libra de pasta Ziti

1 huevo grande, batidos

1 cebolla pequeña, en trozos

2 dientes de ajo, aplastados

1 cucharada de jugo de limón

2 cucharadas de perejil fresco, picado fino

1 taza de crema agria

1 taza de Queso cheddar, rallado

Preparación:

Precalentar el horno a 350°.

Cocinar la pasta usando las instrucciones del paquete. Colar y dejar a un lado.

En un tazón mediano, combinar los huevos, cebolla, ajo, jugo de limón, perejil, crema agria, queso y sal. Batir con una batidora de mano.

Engrasar una fuente de hornear mediana con aceite y esparcir la pasta en el fondo. Verter la mezcla de crema agria encima y llevar al horno.

Cocinar por 15 minutos, hasta que el queso haga burbujas. Remover del horno y dejar reposar antes de cortar y servir.

Información nutricional por porción: Kcal: 592, Proteínas: 23.6g, Carbohidratos: 67.3g, Grasas: 25.3g

14.   Panqueques de Higo

Ingredientes:

1 taza de harina común

2 huevos grandes

1 cucharada de miel líquida

1 cucharadita de polvo de hornear

1 taza de leche descremada

½ taza de higos frescos

½ taza de crema agria

2 cucharadas de aceite

Preparación:

Combinar la harina y polvo de hornear en un tazón mediano. Revolver y dejar a un lado.

En un tazón aparte, batir los huevos, miel y leche. Añadir la mezcla a la harina, batiendo con un tenedor hasta obtener una masa suave.

Engrasar una panquequera con aceite. Calentar a fuego

medio/alto. Verter 1 o 2 cucharadas de la mezcla de panqueques en la sartén.

Freír por 1 minuto de cada lado. Transferir a un plato. Repetir el proceso con la masa restante.

Combinar los higos, miel y crema agria en una procesadora. Pulsar hasta que esté suave y transferir a un tazón mediano.

Verter la mezcla de higos en cada panqueque y enrollarlo. Servir inmediatamente.

Información nutricional por porción: Kcal: 373, Proteínas: 10.1g, Carbohidratos: 49.1g, Grasas: 15.9g

15. Estofado de Frijoles Negros y Papa

Ingredientes:

1 taza de frijoles negros, remojados por la noche

1 taza de tomates, en cubos

1 taza de batatas, en cubos

3 dientes de ajo

¼ taza de apio, picado fino

2 cebollas moradas pequeñas, en cubos

1 cucharadita de sal

¼ cucharadita de copos de pimienta roja

3 tazas de caldo de pollo

Preparación:

Remojar los frijoles por la noche. Colar y lavar bien. Poner en una olla de agua hirviendo y cocinar por 10 minutos. Remover del fuego, colar y dejar a un lado.

En una olla profunda, calentar el aceite de oliva a fuego medio/alto. Añadir el ajo y cebollas y freír por 5 minutos.

Agregar los frijoles, tomates, batatas, apio y caldo. Rociar con sal y pimienta a gusto. Reducir el fuego al mínimo y tapar. Cocinar por 20 minutos, o hasta que las batatas ablanden. Remover del fuego y servir caliente.

Información nutricional por porción: Kcal: 177, Proteínas: 10.4g, Carbohidratos: 31.6g, Grasas: 1.3g

16.   Besugo Grillado con Pimientos

Ingredientes:

2 libras de filetes de besugo

1 cucharada de romero fresco, en trozos

1 taza de aceite de oliva extra virgen

1 cucharadita de sal marina

½ cucharadita de pimienta negra molida

2 dientes de ajo, aplastados

2 pimientos rojos grandes, sin semillas y por la mitad

Preparación:

Lavar los filetes bajo agua fría y secarlos con papel de cocina. Dejar a un lado.

En un tazón grande, combinar el romero, aceite, sal, pimienta y ajo. Revolver y remojar el pescado y pimientos en esta marinada por al menos 30 minutos.

Precalentar el grill a temperatura media/alta. Grillar los filetes por 3-5 minutos de cada lado, y los pimientos por 2 minutos de cada lado. Cepillarlos con la marinada mientras se cocinan.

Servir el pescado y pimientos con batatas hervidas o crema agria.

Información nutricional por porción: Kcal: 436, Proteínas: 48.9g, Carbohidratos: 4.6g, Grasas: 24g

17.   Avena con Durazno

Ingredientes:

1 taza de copos de avena

1 taza de leche

1 durazno grande, sin carozo y en trozos

1 cucharada de almendras, en trozos

1 cucharadita de extracto de vainilla

1 cucharada de jarabe de agave

Preparación:

Lavar el durazno y cortarlo por la mitad. Remover el carozo y trozar. Dejar a un lado.

Combinar la leche y avena en una olla profunda a fuego medio/alto. Hervir y reducir al mínimo. Cocinar por 5 minutos y remover del fuego. Dejar enfriar completamente.

Añadir los duraznos, extracto de vainilla y jarabe de agave. Cubrir con almendras y servir inmediatamente.

Información nutricional por porción: Kcal: 301, Proteínas: 10.7g, Carbohidratos: 50g, Grasas: 6.9g

18. Risotto con Palta

Ingredientes:

1 palta mediana, sin piel, sin carozo, en trozos del tamaño de un bocado

1 taza de arroz negro, pre cocido

1 cebolla pequeña, en trozos

1 cucharada de aceite de oliva

4 cucharadas de caldo de pollo

¼ cucharadita de sal

¼ cucharadita de copos de pimienta roja

¼ cucharadita de Mezcla de sazón italiano

Preparación:

Pelar la palta y cortarla por la mitad. Remover el carozo y trozar. Dejar a un lado.

Verter 3 tazas de agua en una olla profunda y añadir sal. Hervir y agregar el arroz. Reducir el fuego al mínimo y cocinar por 15 minutos, revolviendo ocasionalmente. Remover del fuego y dejar enfriar completamente.

En una sartén grande, calentar el aceite a fuego medio/alto. Añadir la cebolla y freír por 3 minutos. Verter el caldo y cocinar 5 minutos más. Remover del fuego y dejar a un lado.

En un tazón de ensalada grande, combinar el arroz con la palta y la mezcla de cebolla. Rociar con pimienta roja y mezcla de sazón italiano. Revolver y servir.

Información nutricional por porción: Kcal: 419, Proteínas: 6.7g, Carbohidratos: 56.3g, Grasas: 19.6g

19.   Albóndigas Cremosas de Ternera

Ingredientes:

1 libra de carne molida magra

½ taza de Queso gouda, rallado

2 huevos grandes

3 cucharadas de harina común

3 dientes de ajo, aplastados

1 cucharada de romero, picado fino

½ cucharadita de sal

½ cucharadita de pimienta negra, molida

1 taza de crema agria

1 cucharada de perejil fresco, picado fino

1 taza de caldo de pollo

Preparación:

Combinar la carne, queso, huevos, harina, ajo, romero, sal y pimienta en un tazón grande.

Combinar la crema agria y perejil en un tazón pequeño. Revolver y dejar a un lado.

Engrasar una olla profunda con spray de cocina. Poner las albóndigas y freír por 5 minutos. Agregar el caldo de pollo y hervir. Cocinar por 4 minutos, revolviendo ocasionalmente. Remover del fuego y transferir a un plato.

Verter la crema agria sobre las albóndigas y servir.

Información nutricional por porción: Kcal: 370, Proteínas: 31.7g, Carbohidratos: 7.4g, Grasas: 23.3g

20. Huevos Revueltos con Berenjena

Ingredientes:

5 huevos grandes

½ taza de berenjena, en trozos

1 cebolla pequeña, en trozos

¼ cucharadita de pimienta negra

1 cucharada de perejil fresco, picado fino

1 cucharadita de sal

1 cucharada de aceite de oliva

Preparación:

Lavar y pelar la berenjena. Cortar en trozos pequeños y rellenar una taza medidora. Rociar y cubrir con sal. Reservar el resto en la nevera.

Precalentar el aceite en una sartén grande a fuego medio. Añadir la berenjena y cocinar por 3-4 minutos. Agregar la cebolla y continuar cocinando hasta que trasluzca.

Romper los huevos y añadirlos directamente a los vegetales. Revolver con una cuchara de madera y rociar con perejil y pimienta. Remover del fuego y servir inmediatamente.

Información nutricional por porción: Kcal: 259, Proteínas: 16.4g, Carbohidratos: 5.7g, Grasas: 19.5g

21.   Pavo con Tomates Secos

Ingredientes:

1 libra de pechugas de pavo, en trozos del tamaño de un bocado

1 taza de tomates secos,

1 cebolla pequeña, picada

2 dientes de ajo, picados

2 tazas de agua

2 tazas de caldo de pollo

1 cucharadita de sal

¼ cucharadita de pimienta negra molida

½ cucharadita de orégano seco, molido

1 cucharada de albahaca fresca, picada fina

1 cucharada de aceite de oliva

Preparación:

Lavar la carne bajo agua fría y secar con papel de cocina. Trozar y dejar a un lado.

Precalentar el aceite en una olla a presión a fuego medio/ato. Añadir las cebollas y ajo y freír por 4 minutos.

Agregar los trozos de pavo y continuar cocinando hasta que dore, revolviendo ocasionalmente.

Verter el agua y caldo, y sazonar con orégano, albahaca, sal y pimienta. Reducir el fuego al mínimo y cocinar por 1 hora. Añadir los tomates y continuar cocinando por 8 horas a fuego mínimo.

Remover del fuego y servir caliente.

Información nutricional por porción: Kcal: 124, Proteínas: 15g, Carbohidratos: 6.2g, Grasas: 4.1g

22.   Sopa Crema de Espinaca y Papa

Ingredientes:

1 libra de espinaca fresca, en trozos

2 papas medianas, en trozos

3 cucharadas de perejil fresco, en trozos

1 cebolla pequeña, picada

2 cucharadas de aceite de oliva

2 cucharadas de harina común

2 tazas de caldo de pollo

1 taza de queso crema

½ cucharadita de pimienta cayena

1 cucharadita de sal

¼ cucharadita de pimienta negra, molida

Preparación:

Lavar y preparar los vegetales.

Poner la espinaca en una olla de agua hirviendo y cocinar

por 3 minutos. Remover del fuego y colar. Dejar a un lado.

Poner las papas en una olla de agua hirviendo y rociar con sal. Hervir y cocinar por 10 minutos. Remover del fuego y colar. Dejar a un lado.

Precalentar el aceite en una sartén grande a fuego medio/alto. Añadir la cebolla y freír hasta que trasluzca. Agregar la harina, pimienta cayena y 1 cucharada de agua. Cocinar por 1 minutos, revolviendo constantemente. Remover del fuego.

En una olla profunda, verter el caldo de pollo y 1 taza de agua. Hervir a fuego medio/alto. Añadir la espinaca y papas y rociar con pimienta. Cocinar por 10 minutos y reducir el fuego al mínimo. Continuar cocinando por 5 minutos más, y agregar la crema agria y perejil. Añadir agua para ajustar el espesor de la sopa.

Añadir la mezcla de harina y cocinar por 1 minuto. Remover del fuego y dejar reposar antes de servir.

Información nutricional por porción: Kcal: 231, Proteínas: 7.2g, Carbohidratos: 15.9g, Grasas: 16.3g

23.   Filete de Ternera con Salsa de Arándanos

Ingredientes:

1 libra de filete de ternera

1 taza de aceite de oliva

1 cucharadita de tomillo seco, picado fino

1 taza de arroz, pre cocido

½ taza de arándanos agrios

1 cucharada de jugo de limón recién exprimido

1 cucharadita de sal marina

1 zanahoria pequeña, rallada

1 taza de caldo de carne

½ cucharadita de pimienta negra molida

1 cucharadita de romero fresco, picado fino

Preparación:

En un tazón grande, combinar el aceite, tomillo, romero, sal y pimienta. Revolver hasta que se incorpore y remojar los filetes por 30 minutos.

Combinar el arroz y zanahoria en una olla profunda. Añadir el caldo de carne y 1 taza de agua. Hervir y reducir el fuego al mínimo. Agregar una pizca de sal y cocinar por 15 minutos, revolviendo ocasionalmente. Remover del fuego y dejar a un lado.

Precalentar el grill a temperatura media/alta. Añadir los filetes y grillar por 5 minutos de cada lado. Cepillar con la marinada mientras se cocina. Remover del fuego y dejar a un lado.

Combinar los arándanos agrios y jugo de limón en una sartén mediana a fuego medio/alto. Añadir ½ taza de agua y hervir. Reducir el fuego al mínimo y revolver ocasionalmente hasta que espese. Remover del fuego. Servir los filetes con el arroz y verter la salsa encima.

Información nutricional por porción: Kcal: 362, Proteínas: 27.6g, Carbohidratos: 32.2g, Grasas: 12.5g

24. Batido de Espinaca y Banana

Ingredientes:

1 banana grande

1 taza de espinaca, en trozos

1 cucharada de miel

1 taza de yogurt de almendra

1 cucharada de Nueces brasileras, picadas finas

Preparación:

Lavar la espinaca bajo agua fría. Colar y trozar con las manos. Dejar a un lado. Pelar la banana y cortarla en trozos pequeños. Dejar a un lado. Combinar la espinaca, banana, miel y yogurt en una licuadora. Pulsar hasta que esté suave y transferir a vasos. Cubrir con nueces y refrigerar por 20 minutos antes de servir.

Información nutricional por porción: Kcal: 369, Proteínas: 12.3g, Carbohidratos: 36.8g, Grasas: 20.8g

25.   Filetes de Pollo con Salsa Cayena

Ingredientes:

1 libra de filetes de pollo, en trozos del tamaño de un bocado

1 taza de brócoli, en trozos

1 cucharada de manteca

2 dientes de ajo, picados

2 cucharadas de jugo de limón recién exprimido

2 cucharadas de aceite de oliva

1 cucharadita de sal

¼ cucharadita de pimienta negra, molida

2 cucharadas de harina común

1 cucharadita de pimienta cayena

Preparación:

Lavar la carne bajo agua fría y secar con papel de cocina. Dejar a un lado.

Derretir la manteca en una sartén grande a fuego

medio/alto. Añadir el brócoli y cocinar por 5 minutos, revolviendo ocasionalmente. Remover del fuego y dejar a un lado.

Mientras tanto, en una sartén pequeña, combinar la harina, pimienta cayena, jugo de limón y 2 cucharadas de agua. Revolver y cocinar por 2 minutos a fuego mínimo. Dejar a un lado.

Precalentar el aceite en una sartén grande a fuego medio/alto. Añadir el ajo y freír por 3-4 minutos. Agregar los trozos de carne y cocinar por 5 minutos, revolviendo ocasionalmente. Añadir el brócoli y la mezcla de pimienta cayena. Revolver bien y cocinar por 2 minutos hasta que se incorpore bien.

Remover del fuego y servir caliente.

Información nutricional por porción: Kcal: 438, Proteínas: 45.5g, Carbohidratos: 7.3g, Grasas: 24.7g

26. Galletas de Vainilla y Pasas

Ingredientes:

2 tazas de harina común

1 cucharadita de bicarbonato de sodio

½ cucharadita de sal

2 cucharadas de miel

1 taza de pasas de uva

1 cucharadita de extracto de vainilla

2 huevos grandes

1 taza de manteca, derretida

Preparación:

Precalentar el horno a 375°. Poner papel de hornear en una fuente y dejar a un lado.

En un tazón grande, combinar la harina, bicarbonato y sal. Revolver y dejar a un lado.

En un tazón aparte, batir los huevos junto con la miel y manteca. Añadir esta mezcla a la harina y agregar pasas de uva. Batir con batidora eléctrica de mano hasta que esté suave.

Formar las galletas usando las manos. Poner en la fuente de hornear y llevar al horno por 10-12 minutos. Remover del fuego y dejar enfriar completamente.

Servir frío.

Información nutricional por porción: Kcal: 325, Proteínas: 4.5g, Carbohidratos: 34.2g, Grasas: 19.7g

27.   Avena con Calabacín

Ingredientes:

1 taza de copos de avena

1 taza de calabacín, sin piel y en trozos

2 tazas de leche descremada

2 cucharadas de almendras, en trozos

1 cucharada de miel

Preparación:

Lavar el calabacín y pelarlo. Trozar y llevar a una olla de agua hirviendo. Cocinar por 5 minutos, o hasta que ablande. Remover del fuego y colar. Dejar enfriar. Combinar la avena y leche en una cacerola y llevar al microondas. Calentar por 3 minutos y remover. Añadir el calabacín y miel a la avena. Cubrir con almendras y servir inmediatamente.

Información nutricional por porción: Kcal: 214, Proteínas: 10.2g, Carbohidratos: 34.3g, Grasas: 10.2g

28.   Ensalada Fresca de Tomate y Pimienta

Ingredientes:

2 tomates medianos, en trozos

1 pimiento amarillo grande, en trozos

1 taza de apio, en trozos

1 cebolla morada pequeña, en rodajas

1 pepino pequeño, en rodajas

2 cucharadas de perejil fresco, picado fino

3 cucharadas de aceite de oliva extra virgen

1 cucharada de vinagre balsámico

½ cucharadita de Sal rosa Himalaya

¼ cucharadita de pimienta negra, molida

¼ cucharadita de copos de pimienta roja

Preparación:

En un tazón pequeño, combinar el aceite, perejil, vinagre, sal y pimienta. Revolver y dejar a un lado.

Combinar los tomates, pimientos, pepino, apio y cebolla en un tazón de ensalada grande. Rociar con el aderezo y sacudir para combinar.

Refrigerar por 10 minutos antes de servir.

Información nutricional por porción: Kcal: 135, Proteínas: 1.8g, Carbohidratos: 10g, Grasas: 10.9g

29.   Filetes de Cordero Grillados y Marinados

Ingredientes:

1 libra de filetes de cordero

1 cebolla mediana

1 taza de lechuga de cordero

2 dientes de ajo, aplastados

2 cucharadas de jugo de limón recién exprimido

1 taza de aceite de oliva

1 cucharadita de tomillo seco, molido

2 cucharadas de perejil fresco, picado fino

Preparación:

Lavar la carne bajo agua fría y secar con papel de cocina. Dejar a un lado.

En un tazón grande, combinar el aceite, ajo, limón, tomillo y perejil. Revolver y remojar la carne en la mezcla por 30 minutos.

Precalentar el grill a temperatura media/alta. Poner los

filetes en el grill y cocinar por 5-8 minutos de cada lado. Cepillar la carne con marinada ocasionalmente.

Servir los filetes con lechuga de cordero.

Información nutricional por porción: Kcal: 386, Proteínas: 43.3g, Carbohidratos: 5.2g, Grasas: 20.6g

30.   Untado de Cebolla y Atún

Ingredientes:

1libra de filetes de atún

1 cebolla morada grande, en rodajas

1 cucharadita de pimienta cayena, molida

3 cucharadas de aceite de oliva extra virgen

¼ cucharadita de pimienta negra

¼ cucharadita de sal marina

1 cucharadita de romero seco, picado fino

1 pimiento rojo grande, en tiras

Preparación:

Lavar los filetes de atún bajo agua fría y secar con papel de cocina. Trozar y dejar a un lado.

Calentar el aceite en una sartén grande y añadir las cebollas. Rociar con pimienta cayena y cocinar por 3-4 minutos. Agregar los trozos de atún y cocinar por 4 minutos, revolviendo ocasionalmente. Remover del fuego y dejar enfriar.

Combinar el atún y mezcla de cebolla junto con los otros ingredientes en una licuadora. Procesar por 2 minutos.

Servir el untado de atún con tiras de pimiento fresco.

Información nutricional por porción: Kcal: 263, Proteínas: 24.7g, Carbohidratos: 5g, Grasas: 15.9g

31.   Pollo con Verdes de Ensalada

Ingredientes:

1 libra de filetes de pollo, en trozos del tamaño de un bocado

1 taza de verdes de ensalada, en trozos

3 cucharadas de aceite de oliva

1 cucharadita de tomillo seco, molido

1 cucharadita de sal

¼ cucharadita de pimienta negra molida

Preparación:

Lavar la carne bajo agua fría y secar con papel de cocina. Trozar y dejar a un lado.

Lavar los verdes de ensalada y trozarlos. Poner en una olla de agua hirviendo y cocinar por 5 minutos. Remover del fuego y colar bien. Dejar a un lado.

Precalentar el aceite en una sartén grande a fuego medio/alto. Añadir el pollo y rociar con tomillo, sal y pimienta a gusto. Cocinar por 10 minutos, revolviendo ocasionalmente.

Reducir el fuego al mínimo y cocinar por 5 minutos más. Remover del fuego y servir caliente.

Información nutricional por porción: Kcal: 413, Proteínas: 44.1g, Carbohidratos: 1.2g, Grasas: 25.3g

32. Gachas de Almendra y Quínoa

Ingredientes:

1 taza de quínoa

1 taza de agua

1 cucharada de miel

1 taza de leche de almendra

2 cucharadas de almendras, picadas

Preparación:

En una olla profunda, combinar la quínoa y agua. Hervir y reducir el fuego. Tapar y cocinar por 15 minutos. Remover del fuego y colar el exceso de líquido. Batir con tenedor y dejar a un lado. Combinar la quínoa, leche y miel en una olla limpia. Cocinar hasta que se caliente y remover del fuego. Cubrir con almendras y dejar reposar antes de servir.

Información nutricional por porción: Kcal: 437, Proteínas: 10.7g, Carbohidratos: 47.4g, Grasas: 24.5g

33.   Bolas de Mantequilla de Maní

Ingredientes:

1 ½ taza de copos de avena

3 tazas de leche

½ taza de mantequilla de maní

1 cucharada de extracto de vainilla

4 cucharadas de almendras, picadas

3 cucharadas de miel

1 cucharada de semillas de chía, picadas

Preparación:

Poner una taza de copos de avena en un tazón. Añadir los otros ingredientes y revolver para combinar. Agregar la mantequilla de maní y miel. Mezclar bien y añadir la leche y extracto de vainilla. Formar las bolas usando sus manos, cubrir con la avena restante y poner en la nevera por 30 minutos.

Información nutricional por porción: Kcal: 425, Proteínas: 31g, Carbohidratos: 48g, Grasas: 10.5g

34.   Sopa de Pollo y Coliflor

Ingredientes:

10 onzas de filetes de pollo, en trozos del tamaño de un bocado

2 onzas coliflor, en trozos

1 cucharadita de menta fresca, picada

¼ cucharadita de cilantro seco, aplastado

1 cucharada de aceite de oliva

½ cucharadita de sal

¼ cucharadita de pimienta negra

Preparación:

Poner la coliflor y cilantro seco en una olla profunda. Añadir agua hasta cubrir y hervir. Cocinar por 10-15 minutos y remover del fuego. Licuar la sopa y dejar a un lado.

Precalentar el aceite en una sartén grande a fuego medio/alto. Añadir los trozos de carne y rociar con sal y pimienta. Cocinar por 5-8 minutos, remover del fuego y agregarlos a la sopa.

Recalentar la sopa y decorar con menta fresca antes de servir.

Información nutricional por porción: Kcal: 338, Proteínas: 41.6g, Carbohidratos: 1.8g, Grasas: 17.6g

35.   Caballa Mediterránea

Ingredientes:

2 libras de caballa fresca

2 cucharadas de aceite de oliva extra virgen

1 limón grande, en rodajas

1 cucharada de menta seca, molida

3 dientes de ajo, aplastados

¼ cucharadita de copos de pimienta roja

1 cucharadita de sal marina

1 cucharada de romero fresco, picado fino

Preparación:

Cortar el pescado longitudinalmente y remover las entrañas. Lavar bien bajo agua fría y secar con papel de cocina. Dejar a un lado.

Combinar el aceite de oliva con la menta seca, dientes de ajo aplastados y pimienta roja. Cepillar el pescado con la mezcla y rellenar con rodajas de limón y romero.

Precalentar el grill a temperatura media/alta. Freír por 5-7 minutos de cada lado.

Servir el pescado con papas cocidas o espinaca al vapor.

Información nutricional por porción: Kcal: 533, Proteínas: 43.6g, Carbohidratos: 2.3g, Grasas: 38.1g

36. Hamburguesas de Champiñones y Queso

Ingredientes:

1 taza de champiñones, en trozos

1 batata mediana sin piel y en cubos

1 taza de espinaca fresca, en trozos

½ taza de arroz negro

1 taza de Queso cheddar, en trozos

3 claras de huevo grandes

½ taza de semillas de chía

2 tazas de pan rallado

1 cucharadita de estragón

1 cucharadita de perejil fresco, picado fino

1 diente de ajo, aplastado

Preparación:

Verter 2 tazas de agua en una cacerola pequeña. Hervir y añadir el arroz. Cocinar por 10 minutos.

Mientras tanto, combinar las semillas de chía con 1 taza de agua en una olla aparte. Hervir y cocinar por 3 minutos, hasta que ablande. Remover del fuego y dejar a un lado.

Lavar y trozar los champiñones. Lavar la espinaca y trozarla.

Combinar el arroz, chía, champiñones, espinaca y los ingredientes restantes. Revolver bien y refrigerar por 30 minutos.

Formar hamburguesas con la mezcla. Engrasar una sartén grande con spray de cocina. Freír por 5 minutos de cada lado. Remover del fuego y servir con crema agria o ensalada fresca de vegetales.

Información nutricional por porción: Kcal: 449, Proteínas: 24.g, Carbohidratos: 76.8g, Grasas: 14.7g

37. Panqueques de Arándanos con Crema de Almendras

Ingredientes:

1 taza de arándanos agrios frescos

1 taza de crema de almendras

1 taza de leche de almendra

12 cucharadas de agua

4 cucharadas de harina de trigo

¼ cucharadita de sal

1 cucharada aceite de coco

4 cucharadas de semillas de linaza

Preparación:

En un tazón pequeño, combinar 4 cucharadas de semillas de linaza con 12 cucharadas de agua. Dejar a un lado.

Combinar los otros ingredientes en un tazón y añadir la mezcla de semillas de linaza. Batir con una batidora eléctrica al máximo.

Derretir el aceite en una sartén mediana a fuego medio/alto. Verter un poco de mezcla en la sartén y freír los panqueques por 2-3 minutos de cada lado. Esta mezcla le dará 8 panqueques.

Cubrir cada panqueque con crema de almendras y arándanos agrios.

Servir inmediatamente.

Información nutricional por porción: Kcal: 373, Proteínas: 5.7g, Carbohidratos: 18.3g, Grasas: 32.3g

38. Ensalada de Frijoles Negros y Verdes

Ingredientes:

1 taza de frijoles negros, remojados por la noche

1 taza de frijoles verdes, en trozos

½ taza de apio fresco, en trozos

½ taza de Queso mozzarella, en trozos

2 cucharadas de perejil fresco, picado fino

1 cucharadita de pimienta cayena, molida

¼ cucharadita de orégano seco, molido

1 cucharadita de sal

2 cucharadas de jugo de limón recién exprimido

3 cucharadas de aceite de oliva

Preparación:

Remojar los frijoles por la noche. Lavar bajo agua fría y poner en una olla profunda. Añadir 2 tazas de agua y hervir. Reducir el fuego al mínimo y tapar. Cocinar por 30 minutos. Remover del fuego y colar bien. Dejar a un lado.

Lavar los frijoles verdes bajo agua fría y colarlos. Trozar y dejar a un lado.

Lavar el apio y trozarlo. Dejar a un lado.

En un tazón pequeño, combinar 2 cucharadas de aceite de oliva, jugo de limón, perejil, sal, orégano y pimienta cayena. Revolver y dejar reposar por 10 minutos.

Precalentar el aceite restante en una sartén grande a fuego medio/alto. Añadir los frijoles verdes y cocinar por 10 minutos, revolviendo ocasionalmente.

En un tazón grande, combinar los frijoles negros, verdes, queso y apio. Revolver para combinar y rociar con el aderezo. Sacudir y refrigerar por 15 minutos antes de servir.

Información nutricional por porción: Kcal: 374, Proteínas: 16.3g, Carbohidratos: 44.4g, Grasas: 16g

39.   Trozos de Pavo con Romero

Ingredientes:

1 libra de filetes de pavo

3 cucharadas de jugo de limón recién exprimido

1 cucharada de aceite de oliva extra virgen

1 cucharada de manteca

2 dientes de ajo, aplastados

1 cucharada de romero fresco, picado fino

1 cucharadita de sal

¼ cucharadita de pimienta negra molida

Preparación:

Lavar los filetes bajo agua fría y secar con papel de cocina. Trozar y dejar a un lado.

En un tazón mediano, combinar el jugo de limón, aceite de oliva, romero, sal y pimienta. Dejar a un lado.

Derretir la manteca en una sartén grande a fuego medio/alto. Añadir los trozos de carne y cocinar por 5 minutos. Rociar con la salsa y cocinar por 1 minuto más.

Remover del fuego y servir inmediatamente.

Información nutricional por porción: Kcal: 342, Proteínas: 44.6g, Carbohidratos: 1.8g, Grasas: 16.4g

40.   Camarones en Salsa de Limón

Ingredientes:

1 libra de camarones frescos, sin piel ni vaina

½ taza de limón, recién exprimido

1 cucharadita de sal

2 cucharadas de aceite de oliva extra virgen

¼ cucharadita de pimienta negra, molida

¼ cucharadita de copos de pimienta roja

1 cucharada de perejil fresco, picado fino

1 cucharada de romero fresco, picado fino

Preparación:

En un tazón pequeño, combinar el limón, sal, pimienta, pimienta roja, perejil y romero. Revolver y dejar a un lado.

Precalentar el aceite en una sartén grande a fuego medio/alto. Cocinar por 5-7 minutos. Rociar con marinada y cocinar 1 minuto más.

Remover del fuego y servir inmediatamente

Información nutricional por porción: Kcal: 275, Proteínas: 35g, Carbohidratos: 6.6g, Grasas: 12.2g

41.   Champiñones Portobello

Ingredientes:

6 champiñones Portobello

6 onzas de salmón ahumado, en trozos pequeños

6 huevos grandes, batidos

1 taza de queso cheddar

1 cucharadita de romero fresco, picado fino

3 cucharadas de aceite de oliva

½ cucharadita de sal marina

¼ cucharadita de pimienta negra, molida

Preparación:

Lavar los champiñones y remover las tapas. Quitar la pulpa y formar tazones. Dejar a un lado.

En un tazón mediano, combinar el queso, huevos, salmón, romero, sal y pimienta.

Precalentar 1 cucharada de aceite de oliva en una sartén grande a fuego medio/alto. Usar el aceite restante para cepillar los champiñones.

Cocinar por 3-4 minutos, reducir el fuego al mínimo y continuar cocinando por 5 minutos más. Remover del fuego y servir inmediatamente

Información nutricional por porción: Kcal: 308, Proteínas: 22.1g, Carbohidratos: 3.8g, Grasas: 23.6g

42.   Chuletas con Pimientos

Ingredientes:

1 libra de chuletas de cordero

1 pimiento verde mediano, en trozos

1 pimiento amarillo mediano, en trozos

1 tomate mediano, en trozos

1 cebolla pequeña, en trozos

1 taza de aceite de oliva

1 cucharadita de sal

¼ cucharadita de pimienta negra, molida

4 cucharadas de jugo de limón recién exprimido

2 cucharadas de vinagre balsámico

Preparación:

Lavar la carne bajo agua fría y secar con papel de cocina. Dejar a un lado.

En un tazón grande, combinar el aceite de oliva, vinagre, sal, pimienta y jugo de limón. Revolver bien y remojar la mezcla en la marinada por 20 minutos.

Usar 2 cucharadas de la marinada para calentar en una sartén grande a fuego medio/alto. Añadir las chuletas y cocinar por 12-15 minutos. Agregar más marinada mientras se cocina. Remover del fuego y transferir a un plato. Añadir los vegetales lavados y preparados, y servir inmediatamente.

Información nutricional por porción: Kcal: 453, Proteínas: 22.1g, Carbohidratos: 5.1g, Grasas: 39.4g

43.   Cuartos Traseros Horneados con Anacardos

Ingredientes:

1 libra de cuartos traseros de pollo, sin piel ni hueso

3 cucharadas de anacardos, picados

1 cebolla morada mediana, en rodajas

1 batata grande, sin piel y en cubos

1 pimiento rojo pequeño, en rodajas

1 cucharada de perejil fresco, picado fino

2 dientes de ajo, aplastados

2 cucharadas de aceite de oliva

1 cucharadita de sal

¼ cucharadita de pimienta negra, molida

Preparación:

Precalentar el horno a 325°.

Lavar los cuartos traseros de pollo bajo agua fría y secar con papel de cocina. Dejar a un lado.

En un tazón pequeño, combinar los anacardos, aceite, perejil, ajo, sal y pimienta. Revolver y dejar a un lado.

Combinar los cuartos traseros de pollo, cebolla, papas y pimientos en una fuente de hornear grande. Rociar con la salsa y llevar al horno.

Cocinar por 30-35 minutos. Remover del horno y dejar reposar antes de servir.

Información nutricional por porción: Kcal: 221, Proteínas: 35.1g, Carbohidratos: 18g, Grasas: 18.6g

44. Huevos Cremosos con Tomate cereza

Ingredientes:

5 huevos grandes, batidos

1 cebolla pequeña, picada

½ taza de tomates cereza, en cubos

2 cucharadas de leche descremada

1 cucharada de queso crema

½ cucharadita de orégano seco, molido

1 cucharada de aceite de oliva

½ cucharadita de sal

Preparación:

En un tazón grande, batir los huevos, leche y queso crema con una batidora por 2 minutos.

Precalentar el aceite en una sartén grande a fuego medio/alto. Añadir las cebollas y freír por 2 minutos, y luego agregar los tomates en cubos. Cocinar 2 minutos más y verter la mezcla de huevo. Rociar con orégano y cocinar hasta que estén listos.

Remover del fuego y servir inmediatamente.

Información nutricional por porción: Kcal: 285, Proteínas: 17.4g, Carbohidratos: 7.1g, Grasas: 21.3g

45.   Filetes de Atún Marinados Grillados

Ingredientes:

1 libra de filetes de atún, sin piel ni hueso

4 cucharadas de jugo de limón recién exprimido

1 taza de aceite de oliva

2 cucharadas de romero fresco, picado fino

1 cucharada de perejil fresco, picado fino

3 dientes de ajo, aplastados

1 cucharadita de sal marina

¼ cucharadita de pimienta negra molida

Preparación:

Lavar los filetes bajo agua fría y secar con papel de cocina. Dejar a un lado.

En un tazón grande, combinar el jugo de limón, romero, perejil, ajo, sal y pimienta. Revolver y remojar los filetes en la marinada por 20 minutos.

Precalentar el grill a temperatura media/alta. Grillar los

filetes por 5-6 minutos de cada lado.

Remover del grill y servir inmediatamente.

Información nutricional por porción: Kcal: 416, Proteínas: 45.7g, Carbohidratos: 3g, Grasas: 24g

46.   Ensalada de Nueces Pecanas Asadas y Rúcula

Ingredientes:

1 libra de rúcula fresca, en trozos

1 manzana grande, sin centro y en gajos

2 cucharadas de jugo de limón recién exprimido

1 cebolla pequeña, en rodajas

2 cucharadas de aceite de oliva extra virgen

2 onzas de nueces pecanas, en trozos

1 cucharada de miel líquida

1 cucharadita de sal marina

¼ cucharadita de pimienta negra molida

Preparación:

Precalentar el horno a 300°.

Poner papel de hornear en una fuente pequeña y poner las nueces en ella. Llevar al horno por 10 minutos. Remover y dejar enfriar.

En un tazón pequeño, combinar el jugo de limón, aceite,

miel, sal y pimienta. Revolver y dejar a un lado.

Lavar la rúcula bajo agua fría. Colar y trozar en un tazón de ensalada grande. Dejar a un lado.

Lavar la manzana y cortarla por la mitad. Remover el centro y cortar en gajos. Agregarla al tazón con rúcula.

Pelar la cebolla y cortarla en rodajas finas. Añadirla al tazón con los otros ingredientes.

Rociar la ensalada con el aderezo y sacudir para combinar. Cubrir con nueces pecanas asadas y servir inmediatamente.

Información nutricional por porción: Kcal: 241, Proteínas: 4.9g, Carbohidratos: 20.1g, Grasas: 18g

47. Estofado de Curry y Pavo

Ingredientes:

1 libra de filetes de pavo, en trozos del tamaño de un bocado

1 cucharada de curry, molido

½ taza de cebollines, picados finos

2 dientes de ajo, picados

2 zanahorias medianas, en rodajas

3 tazas de caldo de pollo

1 cucharadita de sal

½ cucharadita de pimienta negra molida

1 cucharada de jugo de lima

2 cucharadas de aceite de oliva

Preparación:

Lavar la carne bajo agua fría y secar con papel de cocina. Trozar y dejar a un lado.

Precalentar el aceite en una sartén antiadherente grande a

fuego medio/alto. Añadir el ajo, cebollines, zanahorias y jengibre. Cocinar por 3 minutos, revolviendo ocasionalmente. Agregar el pavo y cocinar por 3-4 minutos más.

Verter el caldo y rociar con sal y pimienta. Hervir y reducir el fuego al mínimo. Cocinar por 15 minutos y remover del fuego.

Rociar con jugo de lima antes de servir.

Información nutricional por porción: Kcal: 205, Proteínas: 25.1g, Carbohidratos: 4.2g, Grasas: 9.3g

48.   Trucha Dulce Grillada

Ingredientes:

1 libra de filetes de trucha

1 cebolla pequeña, picada

2 cucharadas de jugo de limón recién exprimido

½ taza de aceite de oliva

1 cucharada de jarabe de agave

2 cucharadas de jugo de naranja recién exprimido

1 cucharadita de romero seco, molido

1 cucharadita de sal

½ cucharadita de pimienta negra molida

Preparación:

Lavar los filetes de pescado bajo agua fría y secar con papel de cocina. Dejar a un lado.

En un tazón grande, combinar las cebollas, jugo de limón, jugo de naranja, aceite, agave, romero, sal y pimienta. Revolver y remojar los filetes en la marinada por 30 minutos.

Precalentar un grill a temperatura media/alta. Añadir los filetes marinados y cocinar por 4-5 minutos de cada lado.

Transferir a platos y rociar con más marinada.

Información nutricional por porción: Kcal: 407, Proteínas: 40.7g, Carbohidratos: 9.6g, Grasas: 22.3g

49.   Batido de Alcachofas y Remolacha

Ingredientes:

1 alcachofa mediana, en trozos

1 taza de remolacha, recortados y en trozos

1 taza de Yogurt griego

½ cucharadita de cúrcuma, molida

1 pepino grande

Preparación:

Recortar la alcachofa y trozarla. Llenar un vaso medidor y reservar el resto en la nevera.

Lavar la remolacha y remover las partes verdes. Trozar y dejar a un lado.

Lavar el pepino y cortarlo en rodajas gruesas. Dejar a un lado.

Combinar la alcachofa, remolacha, yogurt, cúrcuma y pepino en una procesadora. Pulsar hasta que esté suave y transferir a vasos.

Refrigerar por 20 minutos antes de servir.

Información nutricional por porción: Kcal: 93, Proteínas: 8.6g, Carbohidratos: 13g, Grasas: 1.5g

50.   Avena con Manzana y Coco

Ingredientes:

1 taza de copos de avena

1 manzana miel pequeña, sin centro y rallada

2 cucharadas de miel

1 taza de leche de coco

1 cucharada de menta fresca, picada

Preparación:

Combinar la avena y leche de coco en una olla a fuego mínimo. Cocinar por 2 minutos, o hasta que se caliente. No hervir.

Remover del fuego y añadir la manzana rallada y miel. Rociar con menta fresca y dejar enfriar completamente antes de servir.

Información nutricional por porción: Kcal: 554, Proteínas: 8.6g, Carbohidratos: 67.3g, Grasas: 31.5g

51.   Albóndigas con Romero

Ingredientes:

1 libra de carne molida magra

1 cebolla pequeña, en trozos

1 cucharada de romero fresco, picado fino

1 huevo grande

2 cucharadas de harina común

1 cucharada de aceite de oliva

½ cucharadita de sal

¼ cucharadita de pimienta negra, molida

¼ cucharadita de copos de pimienta roja

Preparación:

En un tazón grande, combinar todos los ingredientes y mezclar con las manos.

Formar las albóndigas y dejar a un lado.

Precalentar el aceite en una sartén grande a fuego medio/alto. Añadir las albóndigas y cocinar por 10 minutos, rotando ocasionalmente. Remover del fuego.

Servir con crema agria, yogurt o ensalada fresca.

Información nutricional por porción: Kcal: 378, Proteínas: 48.9g, Carbohidratos: 7.2g, Grasas: 16g

JUGOS

1.   Jugo de Calabaza y Manzana

Ingredientes:

1 taza de calabaza

1 manzana amarilla mediana, sin centro

1 calabacín grande en trozos

1 limón grande, sin piel

1 banana mediana

2 onzas de agua

Preparación:

Pelar la calabaza y cortarla por la mitad. Remover las semillas, cortar un gajo grande y pelarlo. Trozar y dejar a un lado. Reservar el resto.

Lavar la manzana y remover el centro. Trozar y dejar a un lado.

Pelar el calabacín y cortarlo por la mitad. Remover las

semillas con una cuchara. Trozar y dejar a un lado.

Pelar el limón y cortarlo por la mitad. Dejar a un lado.

Pelar la banana y trozar. Dejar a un lado.

Procesar la calabaza, manzana, calabacín, limón y banana en una juguera. Transferir a un vaso y añadir el agua.

Agregar hielo y servir inmediatamente.

Información nutricional por porción: Kcal: 254, Proteínas: 7.5g, Carbohidratos: 72.9g, Grasas: 1.9g

2. Jugo de Damasco y Cantalupo

Ingredientes:

1 taza de damascos, sin carozo y por la mitad

1 taza de cantalupo, en trozos

2 duraznos grandes, sin carozo y por la mitad

3 onzas de agua de coco

Preparación:

Lavar los damascos y cortarlos por la mitad. Remover los carozos y rellenar un vaso medidor. Reservar el resto. Dejar a un lado.

Cortar el cantalupo por la mitad. Remover las semillas y cortar dos gajos grandes. Pelarlos y trozarlos. Rellenar un vaso medidor y reservar el resto para otro jugo.

Lavar los duraznos y cortarlos por la mitad. Remover los carozos y trozar. Dejar a un lado.

Procesar los damascos, cantalupo y duraznos en una juguera.

Transferir a vasos y añadir el agua de coco. Agregar hielo y servir inmediatamente.

Información nutricional por porción: Kcal: 239, Proteínas: 6.8g, Carbohidratos: 66.4g, Grasas: 1.8g

3.   Jugo de Zanahoria y Berro

Ingredientes:

2 zanahorias grandes

½ taza de berro

1 taza de ananá, sin piel

1 limón grande, sin piel

¼ cucharadita de raíz de jengibre

Preparación:

Lavar las zanahorias y trozarlas. Dejar a un lado.

Lavar el berro bajo agua fría. Colar y trozar. Dejar a un lado.

Pelar el ananá y trozarlo. Dejar a un lado.

Pelar el limón y cortarlo en cuartos. Dejar a un lado.

Pelar la raíz de jengibre y cortarla por la mitad.

Procesar el ananá, zanahorias, berro, limón y raíz de jengibre. Transferir a un vaso y añadir un poco de agua para ajustar el espesor.

Agregar hielo y servir.

Información nutricional por porción: Kcal: 101, Proteínas: 3.1g, Carbohidratos: 34.2g, Grasas: 1.1g

4.   Jugo de Arándanos y Lima

Ingredientes:

1 taza de arándanos

1 lima entera, sin piel

1 taza de semillas de granada

1 manzana Granny Smith pequeña, sin centro

¼ cucharadita de jengibre, molido

2 onzas de agua

Preparación:

Poner los arándanos en un colador. Lavar bajo agua fría y colar. Dejar a un lado.

Pelar la lima y cortarla por la mitad. Dejar a un lado.

Cortar la parte superior de la granada y deslizar hacia las membranas blancas. Remover las semillas a un vaso medidor y dejar a un lado.

Lavar la manzana y cortarla por la mitad. Remover el centro y trozar. Dejar a un lado.

Combinar las semillas de granada, arándanos, lima y manzana en una juguera, y pulsar. Transferir a un vaso y añadir el jengibre y agua.

Refrigerar por 10 minutos antes de servir.

Información nutricional por porción: Kcal: 206, Proteínas: 3.3g, Carbohidratos: 61.1g, Grasas: 1.8g

5.   Jugo de Apio y Berro

Ingredientes:

1 taza de apio, en trozos

1 taza de berro, en trozos

2 tazas de remolachas, recortadas

1 taza de Lechuga romana, en trozos

1 taza de albahaca, en trozos

Un puñado de espinaca

¼ cucharadita de Sal Himalaya

2 onzas de agua

Preparación:

Combinar la lechuga, apio, berro, albahaca y espinaca en un colador. Lavar bajo agua fría y colar. Trozar y dejar a un lado.

Lavar las remolachas y recortar las partes verdes. Trozar y dejar a un lado.

Procesar el apio, berro, albahaca, remolacha, lechuga y

espinaca en una juguera.

Transferir a un vaso y añadir la sal y agua. Agregar algunos cubos de hielo antes de servir.

Información nutricional por porción: Kcal: 111, Proteínas: 8.1g, Carbohidratos: 32.7g, Grasas: 1.1g

6. Jugo Cítrico con Calabacín

Ingredientes:

1 limón grande, sin piel

1 lima grande, sin piel

1 calabacín mediano, en trozos

1 alcachofa grande, en trozos

1 taza de albahaca fresca, en trozos

1 taza de repollo verde, en trozos

2 onzas de agua

Preparación:

Pelar el limón y lima. Cortarlos por la mitad y dejar a un lado.

Pelar el calabacín y cortarlo por la mitad. Remover las semillas y pelarlo. Trozar y dejar a un lado.

Recortar las hojas externas de la alcachofa. Lavar y trozar. Dejar a un lado.

Combinar la albahaca y repollo en un colador. Lavar bajo

agua fría y trozarlas. Dejar a un lado.

Combinar el limón, lima, calabacín, alcachofa y repollo en una juguera. Procesar y añadir el agua.

Refrigerar 5 minutos antes de servir.

Información nutricional por porción: Kcal: 104, Proteínas: 10.4g, Carbohidratos: 38.1g, Grasas: 1.3g

7.   Jugo de Remolacha y Damasco

Ingredientes:

1 taza de remolachas, recortadas y en rodajas

1 taza de damascos, en rodajas

1 durazno grande, sin carozo y en trozos

1 limón entero, sin piel y por la mitad

1 rodaja pequeña de jengibre, sin piel

1 onza de agua

Preparación:

Lavar las remolachas y recortar las puntas verdes. Pelar y cortar en rodajas. Rellenar un vaso medidor y reservar el resto.

Lavar los damascos y cortarlos por la mitad. Remover los carozos y cortar en rodajas finas. Rellenar un vaso medidor y reservar el resto en la nevera.

Lavar el durazno y cortarlo por la mitad. Remover el carozo y trozar. Dejar a un lado.

Pelar la rodaja de jengibre y trozarla. Dejar a un lado.

Combinar las remolachas, damascos, durazno, limón y jengibre en una juguera, y pulsar. Transferir a un vaso y añadir el agua.

Refrigerar 10 minutos, o añadir hielo antes de servir.

Información nutricional por porción: Kcal: 180, Proteínas: 6.7g, Carbohidratos: 53.8g, Grasas: 1.5g

8.   Jugo de Manzana y Col Rizada

Ingredientes:

1 manzana verde grande, sin centro

1 taza de col rizada, en trozos

3 rábanos medianos, recortados

3 puerros grandes, en trozos

1 pepino grande

Un puñado de espinaca fresca, en trozos

Preparación:

Lavar la manzana y remover el centro. Trozar y dejar a un lado.

Combinar la col rizada y espinaca en un colador. Lavar bajo agua fría y romper con las manos.

Lavar los rábanos y recortar las puntas verdes. Trozar y dejar a un lado.

Lavar los puerros y trozar. Dejar a un lado.

Lavar el pepino y cortar en rodajas gruesas. Dejar a un lado.

Procesar la manzana, col rizada, rábano, puerros, pepino y espinaca en una juguera. Transferir a un vaso y añadir hielo antes de servir.

Información nutricional por porción: Kcal: 315, Proteínas: 10.4g, Carbohidratos: 85.3g, Grasas: 2.2g

9.   Jugo de Kiwi y Lima

Ingredientes:

1 kiwi grande, sin piel

1 lima grande, sin piel

2 pomelos grandes, sin piel

2 tallos de apio grandes, en trozos

1 taza de lechuga roja, en trozos

2 onzas de agua

Preparación:

Pelar el kiwi y lima. Cortarlos por la mitad y dejar a un lado.

Pelar el pomelo y dividirlo en gajos. Dejar a un lado.

Lavar y trozar los tallos de apio. Dejar a un lado.

Lavar la lechuga bajo agua fría y trozarla. Dejar a un lado.

Combinar el kiwi, lima, pomelo, apio y lechuga en una juguera, y pulsar. Transferir a un vaso y añadir el agua.

Servir inmediatamente.

Información nutricional por porción: Kcal: 233, Proteínas: 6g, Carbohidratos: 70.7g, Grasas: 1.3g

10. Jugo de Naranja y Guayaba

Ingredientes:

2 naranjas grandes, sin piel

1 guayaba grande, sin piel

1 lima grande, sin piel

1 pepino grande, en rodajas

2 onzas de agua

Preparación:

Pelar las naranjas y dividir en gajos. Dejar a un lado.

Pelar y lavar la guayaba. Trozar y dejar a un lado.

Pelar la lima y cortarla por la mitad. Dejar a un lado.

Lavar el pepino y cortarlo en rodajas. Dejar a un lado.

Combinar la naranja, guayaba, lima, naranja y pepino en una juguera, y pulsar.

Transferir a vasos y añadir el agua. Agregar hielo y servir inmediatamente.

Información nutricional por porción: Kcal: 210, Proteínas: 7g, Carbohidratos: 65.7g, Grasas: 1.3g

11.   Jugo de Pimiento y Lechuga

Ingredientes:

1 pimiento amarillo grande, en trozos

1 taza de Lechuga romana, en trozos

1 taza de hinojo, en rodajas

1 taza de pepino, en rodajas

1 calabacín pequeño, en cubos

Preparación:

Lavar el pimiento y cortarlo por la mitad. Remover las semillas y rama. Trozar y dejar a un lado.

Lavar la lechuga romana bajo agua fría. Colar y trozar. Dejar a un lado.

Recortar el bulbo de hinojo y remover las partes verdes. Rellenar un vaso medidor y reservar el resto. Dejar a un lado.

Lavar el pepino y cortarlo en rodajas. Rellenar un vaso medidor y reservar el resto.

Lavar el calabacín y cortarlo en cubos. Dejar a un lado.

Combinar el pimiento, lechuga, hinojo, pepino y calabacín en una juguera, y pulsar. Transferir a un vaso y refrigerar 10 minutos antes de servir.

Información nutricional por porción: Kcal: 85, Proteínas: 5.3g, Carbohidratos: 25.2g, Grasas: 1.1g

12.   Jugo de Arándanos Agrios y Sandía

Ingredientes:

1 taza de arándanos agrios

1 taza de sandía, sin semillas

1 taza de cantalupo, en trozos

1 limón grande, sin piel

1 manzana Rojiza Dorada pequeña, sin centro

1 rodaja pequeña de jengibre

Preparación:

Lavar los arándanos agrios bajo agua fría. Colar y dejar a un lado.

Cortar la sandía por la mitad. Para una taza, necesitará un gajo grande. Pelarlo y trozarlo. Remover las semillas y dejar a un lado.

Cortar el cantalupo por la mitad. Remover las semillas y pulpa. Cortar dos gajos y pelarlos. Trozar y rellenar un vaso medidor. Reservar el resto en la nevera.

Pelar el limón y cortarlo por la mitad. Dejar a un lado.

Lavar la manzana y remover el centro. Trozar y dejar a un lado.

Pelar la raíz de jengibre y dejar a un lado.

Combinar los arándanos agrios, sandía, cantalupo, limón, manzana y jengibre en una juguera, y pulsar.

Transferir a vasos y refrigerar 5 minutos antes de servir.

Información nutricional por porción: Kcal: 194, Proteínas: 3.6g, Carbohidratos: 59.7g, Grasas: 1.1g

13.   Jugo de Calabaza y Ciruela

Ingredientes:

1 taza de calabaza naranja, en cubos

2 ciruelas enteras, sin carozo y en trozos

1 taza de frutillas, en trozos

1 manzana mediana, sin centro

¼ cucharadita de jengibre, molido

¼ cucharadita de cúrcuma, molida

Preparación:

Pelar la calabaza y cortarla por la mitad. Remover las semillas y lavar. Cortar en cubos y rellenar un vaso medidor. Reservar el resto en la nevera.

Lavar las ciruelas y cortarlas por la mitad. Remover los carozos y trozar. Dejar a un lado.

Lavar las frutillas y remover las hojas. Trozar y rellenar un vaso medidor. Reservar el resto en la nevera. Dejar a un lado.

Lavar la manzana y cortarla por la mitad. Remover el centro

y trozar. Dejar a un lado.

Combinar la calabaza, ciruela, frutillas y manzana en una juguera, y pulsar. Transferir a un vaso y añadir hielo picado.

Servir inmediatamente.

Información nutricional por porción: Kcal: 214, Proteínas: 4.1g, Carbohidratos: 65.2g, Grasas: 1.2g

14. Jugo de Espinaca y Limón

Ingredientes:

1 taza de espinaca fresca, en trozos

1 limón entero, sin piel

1 tomate mediano, en trozos

1 pimiento rojo grande, en trozos

1 cucharadita de romero, picado

Preparación:

Lavar la espinaca bajo agua fría. Colar y trozar. Dejar a un lado.

Pelar el limón y cortarlo por la mitad. Dejar a un lado.

Lavar el tomate y ponerlo en un tazón pequeño. Trozar y reservar el jugo. Dejar a un lado.

Lavar el pimiento y cortarlo por la mitad. Trozar y dejar a un lado.

Combinar la espinaca, limón, tomate y pimiento en una juguera, y pulsar. Transferir a un vaso y añadir el romero.

Agregar algunos cubos de hielo y servir inmediatamente.

Información nutricional por porción: Kcal: 92, Proteínas: 9.3g, Carbohidratos: 27.7g, Grasas: 1.7g

15.   Jugo de Remolacha y Pimiento

Ingredientes:

2 tazas de verdes de remolacha

1 pimiento rojo grande, sin semillas

1 taza de tomates cherry

1 taza de apio, en trozos

1 rama de romero pequeña

Preparación:

Combinar los verdes de remolacha y apio en un colador, y lavar bajo agua fría. Trozar y dejar a un lado.

Lavar el pimiento y cortarlo por la mitad. Remover las semillas y trozar. Dejar a un lado.

Lavar los tomates cherry y ponerlos en un tazón. Cortarlos por la mitad y rellenar un vaso medidor. Reservar el jugo. Dejar a un lado.

Combinar los verdes de remolacha, pimiento, tomates cherry y apio en una juguera, y pulsar.

Transferir a vasos y añadir el jugo de tomate reservado.

Rociar con romero para más sabor.

Información nutricional por porción: Kcal: 71, Proteínas: 5.5g, Carbohidratos: 22.8g, Grasas: 1.1g

16.   Jugo de Naranja y Durazno

Ingredientes:

1 naranja grande, sin piel

1 durazno grande, sin carozo y por la mitad

1 taza de sandía, en trozos

1 manzana Granny Smith grande, sin centro

3 cucharadas de menta fresca, en trozos

Preparación:

Pelar la naranja y dividirla en gajos. Dejar a un lado.

Lavar el durazno y cortarlo por la mitad. Remover el carozo y trozar. Dejar a un lado.

Cortar la sandía por la mitad. Para una taza, necesitará un gajo grande. Pelarlo y trozarlo. Remover las semillas y dejar a un lado. Reservar el resto en la nevera.

Lavar la manzana y remover el centro. Trozar y dejar a un lado.

Combinar la naranja, durazno, sandía y manzana en una juguera, y pulsar.

Transferir a vasos y decorar con menta fresca. Agregar cubos de hielo antes de servir.

Información nutricional por porción: Kcal: 269, Proteínas: 5.3g, Carbohidratos: 78.5g, Grasas: 1.3g

17.   Jugo de Kiwi y Limón

Ingredientes:

1 kiwi grande, sin piel

1 limón entero, sin piel

2 bananas grandes, sin piel y en trozos

1 taza de menta fresca, en trozos

1 manzana Roja Deliciosa grande, sin centro y en trozos

¼ cucharadita de canela, molida

Preparación:

Pelar el kiwi y limón. Cortarlos por la mitad y dejar a un lado.

Pelar las bananas y trozarlas. Dejar a un lado.

Lavar la menta bajo agua fría, colar y trozar. Dejar a un lado.

Lavar la manzana y cortarla por la mitad. Remover el centro y trozar. Dejar a un lado.

Combinar el kiwi, limón, bananas, menta y manzana en una juguera, y pulsar. Transferir a un vaso y añadir la canela.

Agregar hielo y servir inmediatamente.

Información nutricional por porción: Kcal: 398, Proteínas: 6.1g, Carbohidratos: 117g, Grasas: 2.1g

18. Jugo de Zanahoria y Repollo

Ingredientes:

1 zanahoria grande

1 taza de repollo morado, en trozos

2 calabacines grandes, en trozos

1 pimiento rojo grande, sin semillas

¼ cucharadita de Sal Himalaya

Preparación:

Lavar la zanahoria y cortar en rodajas gruesas. Dejar a un lado.

Lavar el repollo bajo agua fría y trozarlo. Rellenar un vaso medidor y reservar el resto.

Pelar los calabacines y cortarlos por la mitad. Remover las semillas y trozar. Dejar a un lado.

Lavar el pimiento y cortarlo por la mitad. Remover las semillas y cortar en rodajas finas.

Combinar la zanahoria, repollo, calabacín y pimiento en una juguera, y pulsar.

Agregar cubos de hielo antes de servir.

Información nutricional por porción: Kcal: 163, Proteínas: 11.4g, Carbohidratos: 43.4g, Grasas: 2.8g

19. Jugo de Puerro y Lima

Ingredientes:

3 puerros grandes, en trozos

1 lima grande, sin piel

1 cabeza de coliflor pequeña, en trozos

1 calabacín grande, en trozos

2 onzas de agua

Preparación:

Lavar los puerros y trozarlos. Dejar a un lado.

Pelar la lima y cortarla por la mitad. Dejar a un lado.

Recortar las hojas externas de la coliflor. Lavar y trozar. Dejar a un lado.

Pelar el calabacín y cortarlo por la mitad. Remover las semillas y trozar. Dejar a un lado.

Combinar los puerros, lima, coliflor y calabacín en una juguera. Pulsar y añadir el agua.

Refrigerar 5 minutos antes de servir.

Información nutricional por porción: Kcal: 241, Proteínas: 13.2g, Carbohidratos: 64.7g, Grasas: 2.6g

20.   Jugo de Palta y Durazno

Ingredientes:

1 taza de palta, en cubos

1 durazno grande, en trozos

1 taza de frutillas, en trozos

1 manzana Granny Smith grande, sin centro

¼ cucharadita de canela, molida

¼ cucharadita de jengibre, molido

2 cucharadita de agua de coco

Preparación:

Pelar la palta y cortarla por la mitad. Remover el carozo y cortarla en cubos. Rellenar un vaso medidor y reservar el resto.

Lavar el durazno y cortarlo por la mitad. Remover el carozo y trozar. Dejar a un lado.

Lavar las frutillas y remover las ramas. Trozar y rellenar un vaso medidor. Reservar el resto.

Lavar la manzana y cortarla por la mitad. Remover el centro y trozar. Dejar a un lado.

Combinar la palta, durazno, frutillas y manzana en una juguera, y pulsar. Transferir a un vaso y añadir la canela, jengibre y agua de coco.

Refrigerar por 10 minutos antes de servir.

Información nutricional por porción: Kcal: 386, Proteínas: 6.5g, Carbohidratos: 68.6g, Grasas: 23.2g

21.   Jugo de Manzana y Jengibre

Ingredientes:

1 manzana mediana, sin centro

1 nudo de jengibre pequeño, sin piel

1 zanahoria mediana, en rodajas

1 pepino grande, en rodajas

1 remolacha grande, recortada

Preparación:

Lavar la manzana y remover el centro. Trozar y dejar a un lado.

Pelar el nudo de jengibre y dejar a un lado.

Lavar la zanahoria y pepino, y cortarlas en rodajas gruesas. Dejar a un lado.

Lavar la remolacha y recortar las partes verdes. Trozar y dejar a un lado.

Combinar la zanahoria, manzana, pepino, remolacha y jengibre en una juguera, y pulsar.

Transferir a un vaso y agregar algunos cubos de hielo. Servir inmediatamente.

Información nutricional por porción: Kcal: 166, Proteínas: 4.7g, Carbohidratos: 48.4g, Grasas: 0.9g

22. Jugo de Uva y Menta

Ingredientes:

1 taza de uvas negras

1 taza de menta fresca, en trozos

2 tazas de arándanos

1 banana grande, sin piel

2 cucharadas de leche

¼ cucharadita de canela, molida

Preparación:

Lavar las uvas y remover las hojas. Rellenar un vaso medidor y reservar el resto en la nevera. Dejar a un lado.

Lavar la menta bajo agua fría, colar y trozar. Dejar a un lado.

Poner los arándanos en un colador. Lavar bajo agua fría y colar. Dejar a un lado.

Combinar las uvas, menta, arándanos y banana en una juguera, y pulsar. Transferir a un vaso y añadir la leche y canela.

Refrigerar 5 minutos antes de servir.

Información nutricional por porción: Kcal: 326, Proteínas: 6.2g, Carbohidratos: 93.4g, Grasas: 2.1g

23.   Jugo de Rúcula y Pimiento

Ingredientes:

1 taza de rúcula, en trozos

1 pimiento verde grande, sin semillas

1 puerro grande, en trozos

5 rábanos grandes, recortados

1 pepino grande

¼ cucharadita de Sal Himalaya

Preparación:

Lavar la rúcula bajo agua fría, y romper con las manos. Dejar a un lado.

Lavar el pimiento y cortarlo por la mitad. Remover las semillas y trozar. Dejar a un lado.

Lavar el puerro y trozar. Dejar a un lado.

Lavar los rábanos y recortar las partes verdes. Trozar y dejar a un lado.

Lavar el pepino y trozarlo. Dejar a un lado.

Procesar la rúcula, pimiento, rábanos y pepino en una juguera. Transferir a vasos y añadir la sal.

Refrigerar 5 minutos antes de servir.

Información nutricional por porción: Kcal: 130, Proteínas: 7.9g, Carbohidratos: 37.8g, Grasas: 1.1g

24.　Jugo de Verdes de Ensalada y Menta

Ingredientes:

1 taza de verdes de ensalada, en trozos

1 taza de menta fresca, en trozos

1 taza de palta, en cubos

1 manzana Dorada Deliciosa grande, sin centro

1 onza de jugo de aloe

Preparación:

Pelar la palta y cortarla por la mitad. Remover el carozo y cortar en cubos. Rellenar un vaso medidor y reservar el resto.

Combinar los verdes de ensalada y menta en un colador. Lavar bajo agua fría y colar. Trozar y dejar a un lado.

Lavar la manzana y cortarla por la mitad. Remover el centro y trozar. Dejar a un lado.

Combinar los verdes de ensalada, menta, palta y manzana en una juguera. Pulsar. Transferir a un vaso y añadir el jugo de aloe.

Refrigerar 5 minutos antes de servir.

Información nutricional por porción: Kcal: 318, Proteínas: 5.6g, Carbohidratos: 47.7g, Grasas: 22.7g

25.   Jugo de Manzana y Espárragos

Ingredientes:

1 manzana Roja Deliciosa grande, sin centro

1 taza de espárragos silvestres, recortados

1 taza de espinaca fresca, en trozos

1 taza de verdes de ensalada, en trozos

1 taza de verdes de ensalada, en trozos

2 onzas de agua

Preparación:

Lavar la manzana y cortarla por la mitad. Remover el centro y trozar. Dejar a un lado.

Combinar la espinaca, verdes de ensalada y verdes de mostaza en un colador grande. Lavar bajo agua fría y colar. Romper con las manos y dejar a un lado.

Combinar la manzana, espinaca, verdes de ensalada y verdes de mostaza en una juguera, y pulsar. Transferir a vasos y añadir el agua. Refrigerar 10 minutos antes de servir.

Información nutricional por porción: Kcal: 207, Proteínas: 16.1g, Carbohidratos: 58.6g, Grasas: 2.5g

26.   Jugo de Naranja y Manzana

Ingredientes:

1 naranja grande, sin piel

1 manzana verde pequeña, sin centro

1 taza de frutillas, por la mitad

3 onzas de agua de coco

¼ cucharadita de extracto de vainilla

Preparación:

Pelar la naranja y dividirla en gajos. Dejar a un lado.

Lavar la manzana y remover el centro. Trozar y dejar a un lado. Poner las frutillas en un colador, y lavar bajo agua fría. Colar y cortar por la mitad. Dejar a un lado. Combinar la naranja, manzana y frutillas en una juguera, y pulsar. Transferir a un vaso y añadir hielo antes de servir.

Información nutricional por porción: Kcal: 211, Proteínas: 3.5g, Carbohidratos: 58g, Grasas: 0.9g

27.   Jugo de Lima y Col Rizada

Ingredientes:

1 lima grande, sin piel

1 taza de col rizada, en trozos

1 cabeza grande de alcachofa

1 pepino grande

Un puñado de espinaca, en trozos

Preparación:

Pelar la lima y cortarla por la mitad. Dejar a un lado.

Lavar la col rizada y espinaca bajo agua fría. Colar y romper con las manos. Dejar a un lado.

Recortar las hojas externas de la alcachofa. Trozar y dejar a un lado.

Lavar el pepino y cortar en rodajas gruesas. Dejar a un lado.

Combinar la lima, col rizada, alcachofa, pepino y espinaca en una juguera, y pulsar.

Transferir a un vaso y añadir hielo antes de servir.

Información nutricional por porción: Kcal: 117, Proteínas: 11.1g, Carbohidratos: 38.6g, Grasas: 1.3g

28. Jugo de Cantalupo y Manzana

Ingredientes:

1 taza de cantalupo, sin semillas

1 manzana verde grande, sin centro

1 taza de sandía, sin semillas

1 banana mediana

¼ cucharadita de extracto de vainilla

2 onzas de agua

Preparación:

Cortar el cantalupo por la mitad. Remover las semillas y pulpa. Cortar dos gajos y pelarlos. Trozar y dejar a un lado. Reservar el resto en la nevera.

Lavar la manzana y remover el centro. Trozar y dejar a un lado.

Cortar la sandía por la mitad. Para una taza, necesitará un gajo grande. Pelarlo y trozarlo. Remover las semillas y dejar a un lado. Reservar el resto en la nevera.

Pelar la banana y trozarla. Dejar a un lado.

Combinar el cantalupo, manzana, sandía y banana en una juguera, y pulsar.

Transferir a vasos y añadir el extracto de vainilla y agua. Agregar hielo y servir inmediatamente.

Información nutricional por porción: Kcal: 294, Proteínas: 4.6g, Carbohidratos: 83.3g, Grasas: 1.3g

29. Jugo de Pepino y Limón

Ingredientes:

1 pepino grande, en rodajas

1 limón grande, sin piel

2 tazas de cerezas frescas, sin carozo

1 manzana Granny Smith mediana, sin centro

2 onzas de agua

Preparación:

Lavar el pepino y cortar en rodajas gruesas. Dejar a un lado.

Pelar el limón y cortarlo por la mitad. Dejar a un lado.

Usando un colador, lavar las cerezas bajo agua fría. Cortarlas por la mitad y remover los carozos. Dejar a un lado.

Lavar la manzana y remover el centro. Trozar y dejar a un lado.

Combinar el pepino, limón, cereza y manzana en una juguera, y pulsar. Transferir a un vaso y añadir el agua. Agregar algunos cubos de hielo antes de servir.

Información nutricional por porción: Kcal: 296, Proteínas: 6.6g, Carbohidratos: 88.4g, Grasas: 1.4g

30. Jugo de Espárragos y Banana

Ingredientes:

1 taza de espárragos, recortados y en trozos

1 banana grande, sin piel y en trozos

1 taza de apio, en trozos

1 nudo de jengibre pequeño, 1 pulgada de espesor

1 onza de agua

Preparación:

Lavar los espárragos y recortar las puntas. Trozar y dejar a un lado.

Pelar la banana y trozar. Dejar a un lado.

Lavar los tallos de apio y trozar. Rellenar un vaso medidor y reservar el resto. Pelar el nudo de jengibre y trozarlo. Combinar los espárragos, banana, apio y jengibre en una juguera, y pulsar. Transferir a un vaso y añadir el agua.

Agregar hielo picado y servir inmediatamente.

Información nutricional por porción: Kcal: 138, Proteínas: 5.3g, Carbohidratos: 40.3g, Grasas: 0.8g

31.   Jugo de Arándanos Agrios y Moras

Ingredientes:

1 taza de arándanos agrios

1 taza de moras

1 taza de cantalupo, en cubos

1 manzana Dorada Deliciosa pequeña, sin centro

¼ cucharadita de canela, molida

¼ cucharadita de jengibre, molido

Preparación:

Combinar los arándanos agrios y moras en un colador grande. Lavar bajo agua fría y colar. Dejar a un lado.

Cortar el cantalupo por la mitad. Remover las semillas y cortar un gajo grande. Pelarlo y cortarlo en cubos. Rellenar un vaso medidor y reservar el resto en la nevera.

Lavar la manzana y cortarla por la mitad. Remover el centro y trozar. Dejar a un lado.

Combinar los arándanos agrios, moras, cantalupo y manzana en una juguera, y pulsar. Transferir a un vaso y añadir la canela y jengibre.

Agregar hielo picado y servir inmediatamente.

Información nutricional por porción: Kcal: 169, Proteínas: 4.1g, Carbohidratos: 56.3g, Grasas: 1.3g

32.   Jugo de Hinojo y Espinaca

Ingredientes:

1 taza de hinojo, recortado y en trozos

1 taza de espinaca, en trozos

2 pimientos rojos grandes, sin semillas

1 taza de pepino, en rodajas

¼ cucharadita de sal

¼ cucharadita de pimienta cayena, molida

Preparación:

Recortar los tallos de hinojo y capas marchitas. Lavar y trozar. Rellenar un vaso medidor y reservar el resto. Dejar a un lado.

Lavar la espinaca bajo agua fría. Colar y trozar. Rellenar un vaso medidor y reservar el resto en la nevera.

Lavar los pimientos y cortarlos por la mitad. Remover las semillas. Trozar y dejar a un lado.

Lavar el pepino y cortarlo en rodajas finas. Rellenar un vaso medidor y reservar el resto.

Combinar el hinojo, espinaca, pimientos y pepino en una juguera, y pulsar. Transferir a un vaso y añadir la sal y pimienta cayena.

Servir frío.

Información nutricional por porción: Kcal: 125, Proteínas: 10.6g, Carbohidratos: 35.65g, Grasas: 2.1g

33.   Jugo de Pimiento y Naranja

Ingredientes:

1 taza de calabaza, en cubos

1 pimiento amarillo grande, sin semillas

1 naranja grande, sin piel

1 lima grande, sin piel

1 rama de romero pequeña

Preparación:

Lavar el pimiento y cortarlo por la mitad. Remover las semillas y trozar. Dejar a un lado.

Pelar la naranja y dividirla en gajos. Dejar a un lado.

Pelar la calabaza y cortarla por la mitad. Remover las semillas, cortar un gajo grande y pelarlo. Trozar y rellenar un vaso medidor. Reservar el resto.

Pelar la lima y cortarla por la mitad. Dejar a un lado.

Combinar el pimiento, naranja, calabaza y lima en una juguera, y pulsar. Transferir a un vaso y rociar con romero a gusto.

Refrigerar por 10 minutos antes de servir.

Información nutricional por porción: Kcal: 149, Proteínas: 4.9g, Carbohidratos: 44.6g, Grasas: 0.7g

34. Jugo de Durazno y Sandía

Ingredientes:

1 taza de sandía, en cubos

2 duraznos grandes, sin carozo

1 manzana verde grande, sin centro

5 cerezas frescas, sin carozo

3 onzas de agua de coco

Preparación:

Lavar los duraznos y cortarlos por la mitad. Remover los carozos y trozar. Dejar a un lado.

Lavar la manzana y cortarla por la mitad. Remover el centro y trozar. Dejar a un lado.

Cortar la sandía por la mitad. Para una taza, necesitará un gajo grande. Pelarlo y trozarlo. Remover las semillas y dejar a un lado. Reservar el resto en la nevera.

Lavar las cerezas y cortarlas por la mitad. Remover los carozos y dejar a un lado.

Procesar los duraznos, manzana, sandía y cerezas en una

juguera. Transferir a un vaso y añadir el agua de coco. Agregar hielo y servir inmediatamente.

Información nutricional por porción: Kcal: 276, Proteínas: 5.4g, Carbohidratos: 47.6g, Grasas: 1.6g

35.   Jugo de Damasco y Acelga

Ingredientes:

3 damascos enteros, sin carozo

1 taza de Acelga, en trozos

1 pomelo entero, sin piel y en gajos

1 manzana mediana, sin centro

1 cucharada de miel líquida

¼ cucharadita de jengibre, molido

Preparación:

Lavar los damascos y cortarlos por la mitad. Trozar y dejar a un lado.

Lavar la acelga bajo agua fría. Colar y trozar. Dejar a un lado.

Pelar el pomelo y dividirlo en gajos. Cortar cada gajo por la mitad y dejar a un lado.

Lavar la manzana y cortarla por la mitad. Remover el centro y trozar. Dejar a un lado.

Combinar los damascos, acelga, pomelo y manzana en una juguera, y pulsar. Transferir a un vaso y añadir la miel y jengibre.

Agregar algunos cubos de hielo y servir inmediatamente.

Información nutricional por porción: Kcal: 212, Proteínas: 4.7g, Carbohidratos: 61.9g, Grasas: 1.1g

36.   Jugo de Brotes de Bruselas y Zanahoria

Ingredientes:

1 taza de Brotes de Bruselas, recortados

1 zanahoria grande, en rodajas

1 alcachofa grande, sin piel y en trozos

1 taza de apio fresco, en trozos

1 taza de verdes de nabo, en trozos

1 manzana verde grande, sin centro

½ cucharadita de cúrcuma, molida

2 onzas de agua

Preparación:

Recortar las hojas externas de los brotes de Bruselas y lavarlos. Cortar por la mitad y dejar a un lado.

Lavar la zanahoria y cortar en rodajas finas. Dejar a un lado.

Recortar las hojas externas de la alcachofa. Trozar y dejar a un lado.

Lavar el apio y trozarlo. Dejar a un lado.

Lavar la manzana y cortarla por la mitad. Remover el centro y trozar. Dejar a un lado.

Lavar los verdes de nabo y romper con las manos. Dejar a un lado.

Combinar los brotes de Bruselas, zanahoria, alcachofa, apio, verdes de nabo y manzana en una juguera. Pulsar y transferir a vasos. Añadir la cúrcuma y agua. Agregar hielo antes de servir.

Información nutricional por porción: Kcal: 205, Proteínas: 11.3g, Carbohidratos: 66.7g, Grasas: 1.4g

37.   Jugo de Calabacín y Apio

Ingredientes:

1 calabacín mediano, en rodajas

1 taza de apio, en trozos

1 taza de repollo morado, en trozos

1 taza de pepino, en rodajas

¼ cucharadita de cúrcuma, molida

¼ cucharadita de sal

Preparación:

Lavar el calabacín y cortarlo en rodajas. Dejar a un lado.

Lavar el apio y trozarlo. Dejar a un lado.

Lavar el repollo morado bajo agua fría. Colar y trozar. Dejar a un lado.

Lavar el pepino y cortarlo en rodajas. Rellenar un vaso medidor y reservar el resto.

Combinar el repollo, calabacín, apio y pepino en una juguera, y pulsar. Transferir a un vaso y añadir la cúrcuma y sal.

Refrigerar 5 minutos antes de servir.

Información nutricional por porción: Kcal: 62, Proteínas: 4.7g, Carbohidratos: 17.5g, Grasas: 1g

38.   Jugo de Frambuesa y Limón

Ingredientes:

1 taza de frambuesas

1 limón grande, sin piel

1 taza de damascos, sin carozo y en trozos

1 taza de pepino, en trozos

1 naranja mediana, sin piel

2 onzas de agua

Preparación:

Poner las frambuesas en un colador y lavar bajo agua fría. Colar y dejar a un lado.

Pelar el limón y cortarlo por la mitad. Dejar a un lado.

Lavar los damascos y cortarlos por la mitad. Remover los carozos y trozar. Rellenar un vaso medidor y reservar el resto.

Pelar la naranja y dividirla en gajos. Dejar a un lado.

Combinar las frambuesas, limón, damascos y naranja en

una juguera, y pulsar.

Transferir a vasos y añadir el agua. Agregar hielo y servir inmediatamente.

Información nutricional por porción: Kcal: 166, Proteínas: 6g, Carbohidratos: 55.7g, Grasas: 1.8g

39.   Berro Lemon Juice

Ingredientes:

1 taza de berro

2 puerros grandes

1 limón grande, sin piel

1 taza de sandía, sin semillas

1 taza de verdes de remolacha

2 onzas de agua

Preparación:

Lavar el berro y verdes de remolacha bajo agua fría, y romper con las manos. Dejar a un lado.

Lavar los puerros y cortarlos en trozos de 1 pulgada. Dejar a un lado.

Pelar el limón y cortarlo por la mitad. Dejar a un lado.

Cortar la sandía por la mitad. Para dos tazas, necesitará dos gajos grandes. Pelarlos y trozarlos. Remover las semillas y dejar a un lado. Reservar el resto para otro jugo.

Combinar el berro, puerros, limón, sandía y verdes de remolacha en una juguera, y pulsar.

Transferir a vasos y añadir el agua. Agregar algunos cubos de hielo y servir inmediatamente.

Información nutricional por porción: Kcal: 156, Proteínas: 5.9g, Carbohidratos: 44.2g, Grasas: 1.1g

40. Jugo de Jengibre y Zanahoria

Ingredientes:

1 nudo de jengibre pequeño, sin piel y en trozos

1 zanahoria mediana, en rodajas

1 taza de sandía, en cubos

1 gajo mediano de melón dulce

1 banana pequeña, en trozos

Preparación:

Pelar el jengibre y trozarlo. Dejar a un lado.

Lavar y pelar la zanahoria. Cortar en rodajas finas y dejar a un lado.

Cortar la parte superior de la sandía. Cortarla por la mitad y remover un gajo grande. Pelarlo y cortar en cubos pequeños. Remover las semillas y rellenar un vaso medidor. Reservar el resto en la nevera.

Cortar el melón por la mitad. Cortar un gajo grande y pelarlo. Trozar y dejar a un lado. Reservar el resto para otro jugo.

Pelar y trozar la banana. Dejar a un lado.

Combinar el jengibre, zanahoria, sandía, melón dulce y banana en una juguera. Pulsar.

Transferir a un vaso y añadir hielo picado antes de servir.

Información nutricional por porción: Kcal: 188, Proteínas: 3.4g, Carbohidratos: 52.8g, Grasas: 0.9g

41.   Jugo de Manzana y Banana

Ingredientes:

1 manzana Granny Smith grande, sin centro y en trozos

1 banana grande, sin piel

1 taza de frutillas, en trozos

1 taza de menta fresca, en trozos

2 onzas de agua

Preparación:

Lavar la manzana y cortarla por la mitad. Remover el centro y trozar. Dejar a un lado.

Pelar la banana y trozar. Dejar a un lado.

Lavar las frutillas y remover las hojas. Trozar y rellenar un vaso medidor. Reservar el resto en la nevera. Dejar a un lado.

Lavar la menta bajo agua fría, colar y trozar. Dejar a un lado.

Combinar la manzana, banana, frutillas y menta en una juguera. Pulsar, transferir a un vaso y añadir el agua.

Agregar hielo y servir inmediatamente.

Información nutricional por porción: Kcal: 245, Proteínas: 4.3g, Carbohidratos: 73.8g, Grasas: 1.5g

42.   Jugo de Brotes de Bruselas y Brócoli

Ingredientes:

1 taza de Brotes de Bruselas, recortados

1 taza de brócoli fresco

1 gajo grande de melón dulce

1 taza de chirivías, recortadas

1 manzana mediana, sin centro

2 onzas de agua

Preparación:

Lavar los brotes de Bruselas y recortar las hojas externas. Cortar por la mitad y dejar a un lado.

Lavar el brócoli y trozarlo. Dejar a un lado.

Cortar el melón dulce por la mitad. Remover las semillas, cortar un gajo grande y pelarlo. Trozar y poner en un tazón. Reservar el resto en la nevera.

Lavar las chirivías y cortar en rodajas gruesas. Rellenar un vaso medidor y reservar el resto. Dejar a un lado.

Lavar la manzana y remover el centro. Trozar y dejar a un lado.

Procesar los brotes de Bruselas, brócoli, melón dulce, chirivías y manzana en una juguera.

Transferir a vasos y añadir el agua. Agregar hielo y servir.

Información nutricional por porción: Kcal: 251, Proteínas: 8.7g, Carbohidratos: 75.1g, Grasas: 1.5g

43.   Jugo de Calabaza y Manzana

Ingredientes:

1 taza de calabaza

1 manzana amarilla mediana, sin centro

1 calabacín grande en trozos

1 limón grande, sin piel

1 banana mediana

2 onzas de agua

Preparación:

Pelar la calabaza y cortarla por la mitad. Remover las semillas, cortar un gajo grande y pelarlo. Trozar y dejar a un lado. Reservar el resto.

Lavar la manzana y remover el centro. Trozar y dejar a un lado.

Pelar el calabacín y cortarlo por la mitad. Remover las semillas con una cuchara. Trozar y dejar a un lado.

Pelar el limón y cortarlo por la mitad. Dejar a un lado.

Pelar la banana y trozar. Dejar a un lado.

Procesar la calabaza, manzana, calabacín, limón y banana en una juguera. Transferir a un vaso y añadir el agua.

Agregar hielo y servir inmediatamente.

Información nutricional por porción: Kcal: 254, Proteínas: 7.5g, Carbohidratos: 72.9g, Grasas: 1.9g

44.   Jugo de Perejil y Alcachofa

Ingredientes:

1 taza de perejil fresco, en trozos

1 alcachofa mediana, en trozos

2 tomates Roma medianos, en trozos

1 taza de Lechuga romana, en trozos

¼ cucharadita de sal

¼ cucharadita de orégano seco, molido

Preparación:

Combinar el perejil y lechuga en un colador grande. Lavar bajo agua fría y colar. Trozar y dejar a un lado.

Lavar la alcachofa y recortar las hojas externas. Trozar y rellenar un vaso medidor. Reservar el resto en la nevera. Dejar a un lado.

Lavar los tomates y ponerlos en un tazón. Trozar y reservar el jugo. Dejar a un lado.

Combinar el perejil, alcachofa, tomates y lechuga en una juguera, y pulsar. Transferir a un vaso y añadir la sal y orégano.

Refrigerar 5 minutos antes de servir.

Información nutricional por porción: Kcal: 82, Proteínas: 8.7g, Carbohidratos: 28.3g, Grasas: 1.3g

45. Jugo de Espinaca y Lima

Ingredientes:

1 taza de espinaca fresca, en trozos

1 lima grande, sin piel

1 taza de palta, sin carozo y en trozos

1 pepino grande, en rodajas

1 limón grande, sin piel

1 nudo de jengibre pequeño, sin piel

3 onzas de agua

Preparación:

Lavar la espinaca y romper con las manos. Dejar a un lado.

Pelar el limón y lima. Cortarlos por la mitad y dejar a un lado.

Pelar la palta y cortarla por la mitad. Remover el carozo y trozar. Dejar a un lado.

Lavar el pepino y cortarlo en rodajas gruesas. Dejar a un lado.

Pelar el nudo de jengibre y dejar a un lado.

Combinar la lima, espinaca, palta, pepino, limón y jengibre en una juguera. Pulsar y transferir a vasos. Añadir el agua y refrigerar 5 minutos antes de servir.

Información nutricional por porción: Kcal: 269, Proteínas: 6.7g, Carbohidratos: 35g, Grasas: 22.6g

46.   Jugo de Granada y Col Rizada

Ingredientes:

1 taza de semillas de granada

1 taza de col rizada fresca

1 puñado de espinaca fresca

1 limón grande, sin piel

1 taza de berro

1 taza de Acelga

Preparación:

Cortar la parte superior de la granada y deslizar hacia las membranas blancas. Remover las semillas a un tazón y dejar a un lado.

Combinar la col rizada, espinaca, berro y acelga en un colador. Lavar bajo agua fría, colar y romper con las manos. Dejar a un lado.

Pelar el limón y cortarlo por la mitad. Dejar a un lado.

Procesar la espinaca, col rizada, berro, acelga, semillas de granada y limón en una juguera.

Transferir a vasos y agregar algunos cubos de hielo antes de servir.

Información nutricional por porción: Kcal: 357, Proteínas: 12.1g, Carbohidratos: 63.6g, Grasas: 22.8g

OTROS TITULOS DE ESTE AUTOR

70 Recetas De Comidas Efectivas Para Prevenir Y Resolver Sus Problemas De Sobrepeso: Queme Calorías Rápido Usando Dietas Apropiadas y Nutrición Inteligente

Por

Joe Correa CSN

48 Recetas De Comidas Para Eliminar El Acné: ¡El Camino Rápido y Natural Para Reparar Sus Problemas de Acné En 10 Días O Menos!

Por

Joe Correa CSN

41 Recetas De Comidas Para Prevenir el Alzheimer: ¡Reduzca El Riesgo de Contraer La Enfermedad de Alzheimer De Forma Natural!

Por

Joe Correa CSN

70 Recetas De Comidas Efectivas Para El Cáncer De Mama: Prevenga Y Combata El Cáncer De Mama Con una Nutrición Inteligente y Alimentos Poderosos

Por

Joe Correa CSN

www.ingramcontent.com/pod-product-compliance
Lightning Source LLC
Chambersburg PA
CBHW030245030426
42336CB00009B/263